航空医学要览

Overview of Aviation Medicine

主编 邓 略 钟方虎 于 丽

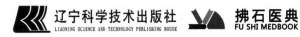

内容简介

　　《航空医学要览》共分为七章，主要包括航空医学发展史、航空医学机构、航空医学主要研究设备、航空航天医学著作、核心期刊、译著以及航空航天医学常用数据库和航空航天医学代表人物介绍等内容。

　　本书专为从事航空医学事业的各类人员编写，可作为航空医学专业学生及从事航空医学科研和临床研究人员学习和工作的参考书，适合基础学习阶段的学生、航空医学科研临床工作人员及广大基层航空军医阅读，也可以作为今后新加入相关领域的工作人员培训和进修教材。

图书在版编目（ＣＩＰ）数据

航空医学要览 / 邓略 , 钟方虎 , 于丽主编 . — 沈阳 : 辽宁科学技术出版社 , 2024.1
ISBN 978-7-5591-3325-0

Ⅰ . ①航… 　Ⅱ . ①邓… ②钟… ③于… 　Ⅲ . ①航空航天医学 　Ⅳ . ① R85

中国国家版本馆 CIP 数据核字（2023）第 225981 号

出版发行：辽宁科学技术出版社
　　　　　北京拂石医典图书有限公司
　　　　　地址：北京海淀区车公庄西路华通大厦 B 座 15 层
联系电话：010-57262361/024-23284376
E-mail：fushimedbook@163.com
印 刷 者：汇昌印刷（天津）有限公司
经 销 者：各地新华书店

幅面尺寸：185mm×260mm
字　　数：264 千字
出版时间：2024 年 1 月第 1 版

印　张：12.75
印刷时间：2024 年 1 月第 1 次印刷

责任编辑：陈　颖　刘轶然
封面设计：潇　潇
版式设计：天地鹏博

责任校对：梁晓洁
封面制作：潇　潇
责任印制：丁　艾

如有质量问题，请速与印务部联系

联系电话：010-57262361

定　　价：128.00 元

编委会

前言

为便于从事航空医学研究的科研人员和临床工作人员能够在有限的时间内随时准确地获取航空医学相关知识，了解国内外航空医学的最新发展动态等航空医学信息，更好地开展航空医学科研创新工作，我们撰写了《航空医学要览》一书。

本书是一部便于查阅航空医学专业各类信息的工具书。通过本书的学习与使用，读者可以很容易地查阅到所需信息，真正做到一书在手，航空医学专业信息纵览眼底。航空医学工作者更可以借助于此书及时有效地获取国内外航空医学文献资源，开展高水平的科学研究工作。为了向读者如实展现航空医学发展过程，部分军队组织和部队番号均使用当时所用名称，未按现用名修改。《航空医学要览》对于航空医学工作者而言具有一定的学习和参考价值。

编者

2024 年 1 月

目录

第一章

航空医学发展史

航空航天医学（aerospace medicine）是研究人在大气层和外层空间飞行时，外界环境因素（低压、缺氧、宇宙辐射等）、飞行因素（超重、失重等）对人体生理功能的影响及其防护措施的医学学科，其发展与航空航天工程技术的发展密切相关。18世纪70年代到19世纪的100多年间，各国科学家进行了数以百计的气球载人载动物的升空试验，开展高空环境的研究，逐渐认识到低压、缺氧、低温对人体的危害，这是航空医学的萌芽时期。随着飞机制造技术的发展，特别是喷气飞机出现后，飞机的性能提高，航行高度增高，速度增快，续航时间延长，引起了超重、低压、缺氧、低温等严重的医学问题，这使得各国投入了大量人力物力用于开展航空医学研究。作为一门独特的学科，航空医学经历了从萌芽到诞生、再到飞速发展的过程，逐步演变成集医学、工程学、物理学、化学、生物技术及社会科学等于一体的前沿交叉学科，并且衍生发展出航天医学，成为航空航天医学学科。

本章简明扼要地描述了航空医学概况、航空器发展史，详细梳理了国外航空医学史、中国航空医学史及民航航空医学史，并重点阐述了航空医学发展起源、演变、现状与未来方向，便于航空医学工作者了解航空医学的发展历程和无数探险者们的艰辛奋斗历程，明确航空医学科学研究的重要性，积极投身到航空医学事业研究之中，为航空医学事业的发展添砖加瓦。

第一节　航空医学概况

一、航空医学概况

航空医学是研究载人航空器在地球大气层飞行中出现的各种医学问题的专门学科，其伴随着航空器的出现、发展而逐步形成和发展，主要任务包括两个方面，一是研究解决人如何适应航空环境、航空器的要求，完成飞行任务的问题，包括飞行人员的医学和心理学选拔、飞行人员的健康维护和鉴定、飞行的卫生保障、航空生理心理训练等；二是解决航空器如何适应人的生理心理要求，以更好地发挥其效能的问题，包括飞行人员防护救生装备的生理学问题、航空器设计的人机系统工程问题等。上述两项任务互相关联，共同目的在于解决"人－航空器－航空环境－飞行任务"之间的相互适应问题，以保障飞行人员的身心健康和安全舒适，提高飞行劳动效率，保证飞行安全。

普通医学是航空医学的基础，开展航空医学研究离不开基础医学理论和临床医学知识。普通医学通常是研究地球表面环境中人体生理功能异常和疾病的防治等问题，航空医学则是研究处于航空环境中飞行人员和环境互相适应的以正常生理学为主的医学问题。

航空医学属于预防医学范畴，研究对象是飞行人员，属于健康群体；研究内容主要是选拔健康、心理品质好的人员学习飞行，采取多种医疗预防措施维护飞行人员健康，提高空中工作的适应能力和飞行耐力，以保证飞行任务的完成。

目前，航空医学已成为一门综合性学科，不仅涉及基础医学、临床医学及预防医学中的几乎所有专科，而且与心理学、数学、物理学、工程学及生物技术等多门学科密切关联；既包括基础理论研究，又有尚需解决的航空临床医学实际问题。航空医学可有下述分科，即航空生理学、航空病理学、航空卫生学、航空毒理学、航空心理学、航空功效学、航空生物医学工程学、航空卫生勤务学、航空医学鉴定及航空临床医学的各个专科等。随着本学科的发展，不断有新的分支产生，如重力生理学、航空人体工程、生物技术学等。航空航天医学一词出现于 20 世纪 50 年代末期，这两种特殊环境医学以其所保证的飞行高度不同而分野。航天医学是航空医学的自然延伸，航天医学的研究反过来又促进了航空医学的发展。

二、航空医学研究范围

航空医学的研究范围可概括为以下几个主要方面。

1. 航空环境因素对人体的影响及防护

为保护人体免受航空活动中可能遇到的各种环境因素的危害，应对气体组成、有毒物质、压力、温度、辐射、力学、光学和声学等航空环境因素对人体的影响及防护问题进行更加深入的基础理论研究和生物医学工程研究，以提出防护对策和发展新一代的个体防护装备、生命保障系统和航空救生系统；解决由于使用高性能军用飞机遇到的各种严峻的环境医学问题，改进现有防护装备，使之与最新技术成就相结合，具有更多的性能并向"一体化"个体防护系统方向发展；同时发展在各种紧急情况下均能安全救生的系统等。目前，尚有许多航空医学问题亟待解决，否则"人的因素"即将成为发展航空技术的"限制因素"。此外，由于航空事业已达空前规模，航空活动所引起的职业医学、环境科学直至社会安全问题也已提上日程。

2. 航空人因工程研究

发展新一代航空器及机载武器系统，改进飞行训练、指挥和调度工作等需要对人的体力及智力工作能力、神经系统和感官接受信息的功能、心理活动规律等进行深入研究。

从系统科学角度看，"航空"是由"人""机""环境"和"任务"等环节所组成的大规模系统，其中"任务"是前提，"机"是为航空任务而研制，"人机系统"离不开其所的"环境"，而"人"在系统中又居关键地位。因此，为能设计成功最佳的"人－机系统"，进一步提高整个航空事业的效率与安全，应对"航空人－机－环境系统"的运动规律进行深入研究，阐明各环节间的相互关系，使之更加协调、兼容，以充分发挥人和整个系统的功能。有关人－机功能合理分配、人－机界面最佳选择、人－机系统最优设计等研究均属于此范围。人和计算机的关系已成为现代人－机关系的核心，随着人工智能研究的发展，在航空中还将出现全新的人－机结合形式，因此应开展相应的研究工作。

3. 飞行人员的医学选拔和鉴定研究

为解决飞行人员的选拔、鉴定、保留等问题，应重视发展先进的非损伤性的生理功能动态检查方法，以提高早期诊断疾病的能力；发展在模拟或实际飞行条件下的生理及医学检查方法，以研究健康与飞行的关系；应根据航空医学进展，结合飞行器性能、技术装备条件、人力资源情况不断修订飞行合格标准和特许合格标准；还应注意采用先进的数据处理方法和手段开展"预测医学"研究。此外，大规模航空医疗后送中的医学问题亦应进行深入研究。现代飞行器是一部高度复杂的机器，其集中了多种尖端技术，如何对飞行人员进行心理学选拔，预测其飞行学习能力至关重要。

4. 飞行人员航空卫生保障研究

为保证飞行人员的健康水平，提高飞行劳动效率和延长飞行年限，对于日常保健（作息制度、营养、体育锻炼、用药等）、飞行劳动负荷（飞行员工作负荷）、飞行疲劳等问题，亦应开展综合性研究，特别是飞行劳动，其以复杂的心理运动活动为主，飞行中需处理大量信息，作出敏捷准确的反应，且精神负荷和情绪负荷问题颇为突出，对于飞行劳动负荷的评价也是较为复杂的课题。

5. 飞行事故的调查研究

为保证飞行安全，亦应特别重视飞行事故的调查研究工作，并大力开展航空病理学以及有关"人的因素"的综合研究，深入了解造成事故的原因（由于人的错误所造成的事故约占 50% 以上）和事故致伤、致死的机制及其与防护、救生装备的关系。为进一步降低事故发生率及减少伤亡，还应对造成飞行人员失误的原因、改进安全与救生设备、增进飞机座舱内部的碰撞安全性能等问题开展综合性研究。对于在恶劣环境条件下生存及营救的医学问题也应加强研究，以提高航空救生和遇险营救的成功率。

6. 民航航空医学问题研究

为适应民用航空事业的空前规模和今后发展，民航飞行人员的选拔、鉴定、飞行年限、飞行疲劳、保健以及旅客的适航性及其航空中的健康与舒适问题等均为民用航空医学的主要研究内容。此外，发展超音速客机所遇到的环境医学及功效学问题、民用航空事故调查研究等也是重要课题。

7. 模拟航空环境方法的研究

方法学也是航空医学的一个重要研究方面，例如为模拟航空环境条件已研制出多种具有不同性能的环境模拟实验设备和极其逼真的飞行模拟器；为取得实际飞行条件下的生理数据，也重视发展空中生理数据获取系统；为深入研究机制，加强预测与评估提供更全面的成果；也重视采取各种模型技术（机械模型、电子模型、数学模型等）开展工作。近年来，在本学科中亦更加广泛应用电子计算机对大量实验数据进行多变量动态分析、联机实时分析等，以提取更多的信息。此外，还应注意应用信息论、控制论、系统论以及力学等学科的先进理论和方法推动航空医学的发展。

三、航空医学的发展

未来的航空医学需要适应航空事业的飞速发展。当代的新技术革命将使航空技术出现新的飞跃，未来飞机的性能将不断提高和完善。军事航空领域将不断发展高性能的歼（强）击机、武装直升机和远程轰炸机，以适应未来严酷条件下高标准作战任务的要求。面对航空事业发展趋势，最大限度地保证飞行人员的安全舒适、身心健康，不断提高飞行能力和工作效率，是对航空医学提出的重要课题。航空医学应着力研究"人－机－环境－任务"相互适应的问题，提出以"人"为中心的最佳结合。这就要求广大航空医学工作者必须和其他学科的专业人员一起在现代医学科学技术发展的基础上应用系统科学、心理科学、分子生物学、生物医学工程和电子计算机等先进的理论技术，从宏观和微观综合分析，更加深入地研究以下几个主要领域中存在的比较突出的问题。

1. 航空环境因素对人的危害及防护方面的研究

航空环境因素对人的危害及防护仍是航空医学的一个重要研究领域，该领域将着重研究超高空、超低空、高超音速、高机动性飞行时，座舱迅速减压、持续性高过载、高温负荷、高能辐射、臭氧末日遇险离机等一系列因素单项或复合地作用于人体的生物效应问题，探究其生理及生化的反应规律、代偿适应能力、耐受限度和发病、致伤机制，并研究提出更有效的防护救生措施。为避免人体极限试验的危险并提高科研效率，将广泛采用建立生理反应、慢性反应和损伤反应数学模型的先进方法，在模拟仿真的试验条件下进行"人－机－环境关系"的定量分析，确定"人的因素"的要求参数，再结合飞机总体设计，向工程技术部门提出飞机座舱设计、防护救生装备的生理卫生学标准，并规定飞行强度和航行管制的安全限度。这一研究工作将贯穿到飞机研制和试飞的全过程，并需经多次反复试验鉴定。为解决战斗机飞行人员穿着愈来愈多的防护救生装备的累赘，航空医学工作者还将协同航空工程部门逐步地将防碰撞、眩盲、高温、冷浸、噪声、原子化学武器等因素的措施同供氧、抗荷和弹射离机系统综合，形成一体化的、具有全面防护救生性能的轻便装备，其远期目标是力求实现"只穿常服飞行"的座舱防护环境。

2. 保障飞行人员身心健康和维护飞行能力方面的研究

随着航空技术的进一步发展，保障飞行人员身心健康和维护飞行能力方面的要求将愈来愈高。今后的航空环境条件对人的威胁将更加严峻，高性能飞机先进的座舱设施和防护救生装备以及高度自动化的"人 – 机系统"使飞行人员成为管理者和决策者，脑力工作负荷增加。但再先进的设备也不能完全取代人体的应变能力，特别是在紧急意外情况下自主灵活的处置能力。因此，航空医学研究人员必须更加重视飞行人员的医学选拔、鉴定和健康维护，以保证安全高效地完成飞行任务。同时，要尽量保留训练有素的飞行人员。航空医学研究人员应努力研制更先进的、无创性的检测生理功能和心理特点的智能化仪器，力求对潜在性的功能障碍病理变化及实际飞行能力作出快速、正确的评定。结合我国国民身体发育特点和各机种性能发展的要求，及时修订飞行人员的体格条件和心理学检查标准，保证身体健康和良好的心理品质，同时又要避免过高的要求；进一步深入研究航空性病症和飞行人员常见病、多发病的病因与飞行活动的相互关系，掌握好适航条件，提高预防及治疗的水平。随着高性能飞机的发展，不断研究改进生理心理训练的装备和方法，保持和提高飞行适应能力愈来愈重要。对于日益增多的飞行人员和航管人员不同群体，要按"生物 – 心理 – 社会医学"的模式建立健全的能早期预测生理、心理变化与维护健康的医务保障体系，提高技术服务能力；同时对广大航空乘客的健康、安全和舒适也要给予足够的重视。

3. "人机系统工程"方面的研究

随着航运电子技术和计算机技术的广泛应用，"人机系统工程"方面的研究地位和重要性将愈来愈突出。未来飞机将进一步实现"人 – 机系统"的高度自动化、人工智能化，甚至用语言、头动、目视和其他生物电信息操纵控制飞行活动，逐步改变人机结合形式、人机功能分配和人机界面关系，飞行劳动负荷的性质和飞行训练、作战方式也会发生相应改变。航空医学研究人员应积极参加航空人 – 机工效学和航空生物医学工程学方面的研究，为实现"人 – 机系统"的最佳设计，制定飞行工作负荷标准和改进作战训练方法。研究工作要从生理和心理学的要求出发，通过广泛应用"建立工作负荷和工作效率模型"的方法，在模拟试验中和在实际飞行活动中研究并比较不同的"人 – 机系统"的设计方案和不同飞行任务的变量对人的工作负荷和人 – 机总有效性的影响，力求做出定量分析，从中选定飞行人员可以接受的负荷强度，并能完成飞行任务的"人 – 机 – 环境 – 任务"的最佳组合方案，在工程设计定型前和试飞过程中，反复验证方案的有效性。其最终目的在于增进"人 – 机系统"的可靠性，减轻飞行工作负荷，提高飞行工作效率。

综上所述，现代的航空医学已经突破了传统航空医学研究领域，今后将进一步向医学、工程学相结合的综合学科方向发展。航空医学研究人员不能仅局限于从事传统的航空医学研究、体验和临床工作，还应为发展和提高"人 – 机系统工程"的总体效能作出应有贡献。

第二节　航空器发展史

人类从远古时期便向往征服天空，中西方古代文献和原始文化中都记载了大量关于飞行的神话和传说。希腊和罗马神话中记录了太阳神阿波罗的儿子法厄同驾战车飞行的故事、代达罗斯和伊卡洛斯羽衣飞行的故事，我国也流传着嫦娥奔月、跨风乘龙、腾云驾雾等许多神话故事。人类除了这些美好的幻想之外还进行了勇敢的尝试。公元前852年，古代英国一位精通魔法的国王布拉德制造了一副大翅膀，从阿波罗宫跳下时重伤死亡。春秋时期，我国著名建筑工匠鲁班制造了会飞载人的木鸟。西汉王莽时期，有人用羽毛做成两只翅膀，从高处跃下，尝试滑翔。这些有关飞行的神话和传说受到当时科学技术的限制，没有什么实际成果。航空器的发展一般认为始于1783年，大致可分为三个阶段，即飞行准备时期、大发展时期和发展成熟时期。

一、飞行准备时期

这一时期主要是气球的发明和发展、飞艇的出现和改进以及滑翔飞行和动力飞行的尝试，同时由于高空活动中的寒冷和缺氧，高空生理学应运而生。

（一）气球的发明与发展

气球是人类创造的第一种飞行器，距今已经有230多年历史，其开启了载人航空的新纪元，将人类升空的梦想变成了现实。随着科学的发展，气球已经很少用于载人飞行，但在高空物理探测、气象、环境监测等领域得到了广泛应用。

公元前3世纪，古希腊科学家阿基米德发现了浮力定律，认为物体在流体中所受到的浮力等于其所排开的同体积的流体重量，这即是气球升空的原理。其实根据浮力定律，只要在气球内充入比空气轻的气体就可以产生浮力。早在2000年前，中国汉朝《淮南子》一书中记载："取鸡子，去其汁，烧艾火纳空卵中，疾风因举之飞"，就是说在蛋壳中点火使空气加热，蛋壳就会飞起来。虽然经后人计算，因蛋壳太小，热空气不足以使蛋壳飞起来，但这是迄今为止发现的热气球升空原理的最早记载。

1783年6月4日，法国的蒙哥尔费兄弟在家乡的广场挖了一个坑，点燃坑内的稻草和羊毛，并将热烟气充入到气球中，气球逐渐上升到450 m，飞行了10分钟，降落在16 000 m外的地方，这一成功的热气球升空实验是向载人飞行迈出的重要一步。法国国王路易十六对蒙哥尔费兄弟的试验非常感兴趣，认为是一项有可能造福人类的重大发明，并邀请他们到凡尔赛王宫进行表演。蒙哥尔费兄弟将一头羊、一只公鸡和一只鸭子放入筐内一同上升，这次表演很成功，为进一步实现载人飞行探索奠定了基础。1783年10月15日，蒙哥尔费兄弟成功使两名气球驾驶员驾驶热气球升到25 m，并在空中停留20多分钟，首次实现了人类几千年的升空梦想，比莱特兄弟的飞机飞行早了整整 120 年。

蒙哥尔费兄弟热气球载人飞行的巨大成功在欧洲掀起了一股气球热潮。1783 年 12 月 1 日，法国科学家查尔斯等进行了首次载人氢气球自由飞行，飞行高度 610 m，飞行距离 43 m。1788 年 1 月 7 日，法国人布兰查德在美国富商杰弗里斯的建议和支持下，与杰弗里斯一起从英国的多弗尔乘氢气球成功飞越英吉利海峡，抵达法国加来。这是人类第一次从空中飞越大海，具有重大的历史意义。

（二）飞艇的发明与发展

气球的诞生实现了人类的飞行梦想，并提供了一种可供使用的飞行器。但气球的飞行状态不可控，只能随风飘荡。随着蒸汽机、电动机、内燃机等动力装置的出现和应用，人们试图制造一种可操纵气球，这就是飞艇。

1784 年法国军官芒斯纳埃设计出一艘具有减少阻力、改进飞艇稳定性、人力驱动的螺旋桨推进飞艇。1847 年法国的罗伯特兄弟在芒斯纳埃设计的基础上，建造了人类史上的第一艘飞艇。1852 年 9 月 24 日法国人吉法尔改进了动力装置，成功飞行了 28 km。

19 世纪末至 20 世纪初，得益于新的动力技术的发展，飞艇的飞行速度和距离都大大提高，飞艇的结构也进行了较大的改进。1909 年德国的齐柏林创办了世界上第一家民用航空公司——德莱格飞艇公司，标志着飞艇从发明进入到应用阶段。

第一次世界大战爆发后，在战争的直接驱动下，飞艇技术得到快速发展，德国的硬式飞艇被应用到战场执行轰炸和侦查任务。一战后，各主要国均大力发展飞艇在民用方面的应用。然而，进入 20 世纪 30 年代，英国、美国相继出现飞艇失事事故，导致航空史上的飞艇时代结束。进入 70 年代，与飞机相比，飞艇因燃料消耗低、续航时间长、载重量大、噪音污染小等优点，再次被应用到某些特殊领域。

（三）高空生理的诞生

乘坐热气球或氢气球升空的科学家和探险家中的许多人都体会到了高空飞行带来的不适，促使其去认识、研究并力争解决这一问题，由此掀开了航空医学这门科学的历史篇章。

航空医学的前身是高山生理的研究。早在 1590 年，神父阿科斯塔在著作中详细描述了其在高原地区所经历的缺氧症状，并创造了"高山病"这个名词。1643 年，伊凡杰利斯塔·托里拆利发明了水银气压表，为航空生理学的发展做出了重要贡献。1677 年，罗伯特·波义耳等建成了一个可操控低压舱模型开展研究工作，使用低压舱建立了等效海拔约 2 400 m 的气压环境，并在舱内停留 15 分钟，观察这个气压高度的生理反应。1774 年，约瑟夫·普利斯特利发现了氧气，这些发现和研究为高空生理学奠定了基础。

1878 年，法国生理学家保罗·伯特出版了经典著作《大气压——实验生理学研究》，该著作综述了大量有关气球升空、登山者的高空体验资料及其进行的 670 次试验，研究了兔子、豚鼠等多种动物在压力下降与升高时机体的变化。其设计并建造了人类史上第一个低压舱，模拟高度是 10 972 m，并亲自开展了大量的试验研究，被称为高空生理研究的先驱。其研究揭示了高空飞行时保证供氧至关重要，可消除高空缺氧带来的"计算困难、头晕眼花、恶心"等不适表现，并验证了高空供氧必须是持续的而不是间断的才能达到良好的效果。

伯特得出重要研究结论，即不论外界大气压处于何种水平，当氧分压降低到大约 35 mmHg 时，生命就不能维持；气压降低对生命体的作用仅仅是由于降低了空气、呼吸气和供给血液中氧的张力。其首次阐明了高空病、氧中毒和屈肢痛的病因，为航空生理研究做出了巨大贡献。

1901 年，维也纳科学家舒特在伯特关于"氧分压的降低对机体产生影响"理论的基础上提出为了上升到更高的高度，单纯的供氧不能保证必需的氧分压，需建立密封的、恒压的气球吊篮以保持氧分压的建议，这就是当今的增压座舱理念的首次提出。因此，舒特被认为是仅次于伯特的航空医学发展史上的重要人物。

二、飞机的大发展时期

1903 年 12 月 17 日，美国莱特兄弟中的弟弟奥维尔·莱特驾驶自制"飞行者一号"首次飞行成功，这是人类历史上第一架有动力、载人、持续、稳定、可操作的飞行器。尽管飞行时间只有 12 秒，飞行距离约 36.6 m，但此次飞行成功实现了人类几千年来的梦想，使人类历史跨入了一个崭新的时代。

1905 年，奥维尔·莱特又制造了"飞行者三号"，飞行了 50 多次，对飞机的起降能力、倾斜飞行能力、转弯等进行了反复验证。自 1908 年 9 月 3 日开始，奥维尔·莱特在美国多地进行了飞行表演，使其的名字在美国几乎家喻户晓，并得到美国和欧洲的广泛认可，同时点燃了人们对航空活动的巨大热情。在 1907 ~ 1913 年这段时间，飞机飞速发展，航空理论已具雏形，发动机性能不断提高且性能稳定。

第一次世界大战爆发后，飞机成了战争中的重要武器。战争期间，几千架飞机加入了世界大战。战场需求的牵引使飞机得到了快速发展，一是飞机按照作战方式的不同，形成了不同的军用机种，并依据各自的要求迅速发展；二是飞机和发动机生产厂家迅速发展壮大，朝着专业化方向发展；三是飞机的生产和使用数量剧增；四是飞机的性能迅速提高。总之，第一次世界大战有力地促进了军用飞机的快速发展。

三、飞机发展的成熟时期

这个时期飞行器高速发展，不仅出现了高空高速喷气式飞机，还出现了宇宙飞船和航天飞机，飞机的性能及装备日趋完善。喷气式飞机是靠喷气式发动机工作产生动力而进行飞行的飞机。20世纪20年代，美、英、德等国家开始了喷气式发动机的研制工作。

1937年3月，德国首次成功研制世界第一台单级离心式发动机，并于1939年8月将 Hes-3B 发动机加装于 He-178 飞机，实现了世界上第一次真正的喷气动力飞行，飞机速度为640 km/h。1947年10月，美国的 X-1 飞机进行了突破"音障"的试飞，飞行速度达到了1.06马赫，证明了飞机在跨音速飞行时是可以操纵的。从此人类进入超音速飞行时代。早期的超音速战斗机是美国的 F-100 和前苏联的米格-19，后来又研制出了不同型号的超音速歼击机、强击机、轰炸机和运输机等。

航天技术也在航空技术的基础上蓬勃发展。1957年10月，前苏联利用现代火箭技术成功发射了第一颗人造地球卫星，标志着人类已开始进入航天阶段。1958～1960年，前苏联和美国研制了无人驾驶航天器并送入近地球轨道，用于解决各种科学问题。1961年4月，前苏联成功发射了载人宇宙飞船，驾驶员加加林成为第一个进入太空的人，从而开始了有人驾驶航天器的飞行时代。1969年7月，美国两名航天员乘"阿波罗"号飞船登上了月球。20世纪70年代初期，开始建立供人们在空间长期进行科学实验的航天站。1981年，美国研制出了能够重复使用的航天飞机，航天技术开始进入使用阶段。

第三节　国外航空医学简史

一、航空医学的出现

高空飞行探险面临的主要医学难题是缺氧和寒冷。20世纪初期的飞机飞行时代带来了更多的医学难题，如缺氧、寒冷、空间定向障碍、气流吹袭、救生等。因此，在航空任务需求牵引下，航空医学逐步走向系统化的发展之路。

1.飞行中的健康问题

19世纪后期，德国建立了第一支普鲁士飞船部队，利用飞艇开展空中侦察，训练期间，这支部队发生了几起死亡病例。当时负责这支部队的医生描述了患者的表现："在许多病例中，出现恶心、头晕、头痛、轻度呼吸困难，个别人出现皮肤刺痛和四肢无力、呕吐，直至死亡"。

莱特兄弟在飞机成功飞行前几年参加了多次飞行表演和比赛，频繁发生飞行事故，大多认为是飞机机械故障，鲜有人将事故与飞行人员的体格条件联系起来。直到1908年，美军一名中尉发生了致命性的飞行事故，造成头部大面积损伤。美军陆军卫生队参与了事故调查，提出为减少和避免飞行员的意外损伤，应研制头部防护装备供飞行员佩戴，这就是最早的飞机个人救生防护装备。

1909 年 7 月 14 日，在俄国举行的飞行俱乐部委员会议上，与会委员建议需要对飞行员进行医学体检，并规定凡飞行俱乐部成员只有进行医学体检后方可准许飞行。这为后期制定飞行员体格标准奠定了基础。

1907 年，法国出版了第一批与飞机有关的生理学研究论文。这些论文主要讨论了晕机问题；德国的詹特斯在柏林的医院使用低压舱研究了高空生理问题，其成果和高山探索及空中飞行的实践可以相互印证。1912 年詹特斯和舒特等研究人员经历高山缺氧体验后，詹特斯发表了《航空生理和卫生》一文，舒特发表了《航空卫生与航空》一文。这两篇经典论文均强调了航空医学在飞行任务中的重要性，从理论层面将航空医学提高到了专项学科的重要地位。第一次世界大战爆发后，作战双方都使用了飞机，飞行作战对飞行人员身体和心理方面的影响引起了医学界的关注，推动了航空医学的发展和职业航空医生的出现。

2. 早期供氧装备

第一次世界大战期间，由于空战的需要，飞行高度不再限于 3 000 m。参战国都希望本国的飞机永远处于敌机之上。基于这样的空战理念，飞行高度就成为飞行员为取得胜利而追逐的目标，同时高空缺氧对飞行员的身体影响也更加明显。据英国皇家飞行团第 84 飞行中队指挥官道格拉斯少校回忆，在高空做任何动作他都感觉吃力，肌肉力量明显下降。高空缺氧对飞行员身体的影响已经引起了重视，部分机型开始装备供氧设备，如英国的斯奈普飞机配有氧气瓶和吸氧面罩，供飞行员在 7 600 m 使用。1917 年德国轰炸机的平均轰炸高度 4 500 m，部分机型装备了液态氧气用于飞行人员高空供氧。这段时间，大多数服务于军中的医务人员都认同 4 500 m 高度会发生明显缺氧，必须使用供氧装备，但也有部分人员不同意此观点。

早期的供氧系统采用的是一种放入口内吸氧的装置，而不是面罩，改变了用鼻子吸气的习惯；而且采用的是连续供氧，氧气消耗较大。1917 年英国和法国开始使用一种称为"德雷尔"的自动调节氧气流量的供氧装备，降低了耗氧量。因此，对高空缺氧危害的认识和机上供氧装备的安装是第一次世界大战期间航空医学的重要进步。

3. 飞行人员的选拔

第一次世界大战期间，英国人调查分析了本国飞行人员的死亡情况，发现每 100 名死亡的飞行员中，只有 2 名死于敌人的攻击，8 名死于飞机故障，90 名死于飞行员本身的问题，其中 60% 是身体问题，这些问题包括飞行员健康问题、操作问题等身体的固有缺陷。这一结果推动了英国航空医学的建立，人们认识到飞行人员的选拔和训练是一种重要的、专业性很强的特殊工作，付诸实施后效果非常明显。次年统计显示，由于身体问题造成的死亡率降到了 20%，第三年降到 12%。1916 年皇家陆军成立了专门的医学委员会，负责飞行人员的医学选拔，成立了 6 个体检中心，负责对飞行人员进行体检和医学评估。

另一方面，作为交战方的德国，飞行事故的发生率也是居高不下。因此，德军制定了一套飞行人员选拔标准，包括绝对健康的心脏、肾脏和肺；良好的视觉和听觉功能；良好的运动功能；良好的神经系统功能，且无酗酒和梅毒病史；年龄控制在 19 ~ 35 岁。同时，制定了心理选拔项目，如注意力、记忆力、反应速度等。

美国在飞行人员选拔方面比英国、德国更早。1912 年美国陆军部就发布了第一批飞行人员选拔标准的命令。命令要求凡报考飞行员的人员必须接受严格的体格检查，以确定是否适合担任此项工作；裸眼视锐度应正常，并测试距离判读力；必须进行听力和耳镜检查；必须进行平衡功能检查；必须进行呼吸和循环系统检查；对病史中的慢性病也提出了具体要求。同时，创建了专业的飞行人员体检队，具体贯彻执行该标准。

俄国在这方面也做了大量工作，除了制定相应飞行员体格标准外，还规定飞行驾驶员的最高年龄不超过 45 岁。

总之，大量飞行事故的发生促进了各国飞行人员医学选拔标准的制定、飞行人员体格检查的实施和专业飞行人员体检队伍的建立，推动了航空医学的发展。

4. 航空医学机构与航空军医

第一次世界大战促成了航空医学学科的成立，也确定了专职人员航空军医的身份。早在 1912 年，英国的皇家航空队就委派了两名医生，其职责一是航空医学保障，二是学习驾驶飞行技术。这两名医生可称之为航空医学保障的先驱。

战争期间，欧洲交战各国逐渐增强了对航空医学的重视，分别成立了相应的航空医学机构。如 1916 年德国在飞行军团的主管部门建立了航空医学分部，主要负责飞行人员生理、心理选拔及评价。同年，英国皇家飞行团成立了医学委员会，主要负责对飞行员的心血管功能、高空缺氧耐受能力、视力、平衡能力等生理功能进行评价。1917 年，美国空军成立了医学委员会，主要职责包括调查研究影响飞行效率的所有疾病、研究和实施确定高空飞行能力的试验和检测、试验研究高空供氧装备、研究确定飞行人员的体检标准。

美国空军的医学委员会负责人利斯特医生，作为美国飞行员体检标准的制定者，在美国空军成立了医学委员会后，根据飞机在战争中的巨大作用和未来的发展，提出航空军医的培养是非常必要的。因为当时提交给他的报告显示，美国飞行员没有得到应有的医务保障，飞行事故率很高，坠毁死亡率是战斗死亡率的 3 倍，每 241 飞行小时就发生一起事故，每 721 飞行小时就牺牲一名飞行员。被委派的医务官没有受过任何与航空医学有关的学习和训练，对飞行环境引起或加重的疾病问题基本上一无所知。1918 年以培养航空军医为目的的研究训练实验室在美国纽约长岛的米里奥拉成立。1918 年 5 月，第一批专科培养的航空军医毕业，其中罗伯特少校在 1918 年 9 月 7 日成为美国远征军中的第一位航空军医。到战争结束，美国陆军航空兵部队形成了完整的航空军医队伍，并发挥了积极的作用。1922 年，研究训练实验室扩充为美国航空医学院，后期发展成为航空

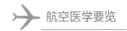

航天医学院，并为美国培养了大量的航空军医。

二、航空医学涉及的主要装备

1. 供氧装备

高空缺氧是第一次世界大战时各国都特别重视的航空医学问题，高空供氧已经成为防护缺氧的基本措施。为了增强对缺氧的判断和耐受能力，各国利用简易的方法对飞行员进行航空生理训练，如用氧氮混合气（氧浓度 7%）可以简单安全地模拟 7 500 m 高度的供氧状况；通过呼吸混合气可以帮助飞行员熟悉主观的缺氧预警信号，防止航空飞行事故的发生；同时，通过书写实验还可以对飞行人员的缺氧耐受时间进行评估。这种缺氧生理训练方法直至现在仍在沿用，是世界各国航空生理训练的主要项目之一。

德国空军在 20 世纪 30 年代就开始了大范围的航空医学研究，1934 年研制出连接于供氧面罩的供氧装置。1936 年研制出世界上第一个按需供氧调节器，并应用于飞机上。这种氧调节器称之为"肺式氧调器"，即呼气时会关闭氧气供给，吸气时保持供氧；在低高度飞行时可以加入空气以稀释氧气浓度。1937 年德国通过对轰炸机的试验研究制定了 4 000 m 高度以上和 2 500 m 高度长途飞行的供氧规则，并对长途飞行的供氧规则的氧调节器进行改进，供氧量可以随高度增加而增加，8 000 m 基本上呼吸纯氧。到 1941 年，这种供氧装置可以在 12 000 m 高空有效供氧，飞行人员的血氧饱和度仍可达到 87%。

英国在 1942 年研制了节氧型供氧面罩，通过收集飞行员呼气时仍在提供的氧气避免氧气的浪费。前苏联在 1931 ～ 1937 年研制了"AE-1 ～ AE-4"四种型号的氧气面罩，并进行了大量的实验研究。叶果洛夫教授撰写了《高空飞行对飞行员机体影响》的博士论文，确定了对供氧装置和小容积密闭舱的基本生理卫生学要求，规定了长时间夜航条件下的用氧规范，为后来的相关研究奠定了基础。

2. 增压座舱

供氧装置和增压座舱的成功应用是航空医学史上的重要进展。由于大气压力降低，单纯的持续供氧并不能保证必需的氧分压，1901 年维也纳生理学家赫尔曼·冯·舒特首次倡导建立密封的恒压吊舱，这就是密封增压座舱的雏形。通过使用密封气球吊舱，气球的使用高度达到 22 000 m 的记录。

航空技术的发展使飞机的飞行高度增加，即使呼吸 100% 的氧气也不足以防止缺氧，虽然航空医学研究者研制了与加压系统连接的供氧面罩，即加压供氧面罩，但其舒适性很差，人的耐受能力有限，在这种背景下，密封增加座舱研制成为航空医学的重要任务。

1931 年德国制造了"容克 -49"高空验证机测试增压座舱的功效，明确了增压座舱有助于对抗高空缺氧。1935 年"容克 -49"高空验证机飞行高度达到 12 500 m，并将增压座舱应用到轰炸机上。

1941 年德国的"容克 -49"高空侦察机配装了增压座舱，飞机的升限达到 12 000 ～ 14 000 m，在英国上空侦察如入无人之境，充分展示了增压座舱的作用。在 1931 ～ 1941 年之间，美国、法国、前苏联相继研制了增压座舱，并在各自的飞机上使用。美国航空医学研究所所长阿姆斯特朗在一份技术报告中写道："飞机的密封座舱是解决飞行人员高空防护的最好方法"。1938 年美国波音公司的"波音 307"采用增压座舱设计，获得了商业上的巨大成功。

由于供氧装备的改进和增压座舱的使用，飞行员对高空缺氧的防护能力显著提高。增压座舱的配备同时解决了航空医学上的另一难题，即高空减压病。

3. 抗荷装备

在两次世界大战期间，飞机在进行机动飞行时所产生的持续性加速度对飞行员的影响受到航空医学工作者的重视。早在 1919 年英国人就发现，飞机在做机动飞行时，个别飞行员出现视觉功能改变。1925 年在德国举行飞行竞赛期间，飞机在做快速转弯时，飞行员会出现视力丧失。此后，正加速度对飞行员的影响机制和防护策略成为各国研究的重点。

1930 年，前苏联的航空医学研究所开始设计载人离心机，试图探讨加速度对人体的影响，但因各种原因未能建造。1934 年，德国建造了世界上最大的载人离心机，离心机直径达到 12 m，可产生 +20 Gz 的加速度，主要用于持续性加速度的生理研究和飞行员训练。

20 世纪 30 年代，美国人设计了充气腹带装置，通过向飞行员的腹带内充气，以防止血液在腹腔内贮留，达到提高抗荷能力的目的。二战期间，加拿大建立了航空生理实验室，装备了大型载人离心机，通过离心机上的人体试验开发了一种利用流体静压对抗 +Gz 作用的抗荷服。由于增加了重量，该抗荷服没有投入使用。同期，澳大利亚医生开发了一种充气式抗荷服，可以提高约 30% 的抗荷耐力，经过离心机验证后用于战斗机，并在与日军进行空战中发挥了很好的作用。

1943 年前后，美国梅奥临床医学中心和航空医学研究所研发的"五囊"式抗荷服是最成功的抗荷服，配发给 3000 余名飞行员使用。这种抗荷服有 5 个相通的囊，分别覆盖腹部、大腿、小腿，原理是通过灵敏的抗荷调压器，需要时向 5 个囊充气，产生更好的对抗 +Gz 作用效果。1944 年，这种抗荷服成为美国战斗机的标准配置，定型为"G-3"抗荷服。

美国在 1941 年利用载人离心机研发了一套紧张性的抗荷动作，称为"M1"动作，其通过提高胸腔内压力以保持下肢及腹部肌肉的持续紧张，促进升高血压，对抗头部缺血、缺氧，有效提高了飞行员的抗荷耐力。

三、民航医学的发展

民用航空医学的发展始于美国。1926 年，美国陆军航空医学院院长路易·霍普韦尔·鲍尔博士调任美国商业部航空卫生处处长，其为美国的民用航空飞行员制定了第一个医学选拔标准，该标准被列入航空商业条例第 66 条，并在 1927 年正式实施。该标准包括私人飞机飞行员健康标准、商业飞机飞行员健康标准和运输机飞行员健康标准。此后，鲍尔博士对飞行员的体检频次也作出了明确规定，要求飞行学员、滑翔机飞行员、私人飞机飞行员、商业飞机飞行员和运输机飞行员每年体检一次。这些标准一直延续到现在。

随着时代的发展和航空技术的进步，对飞行员的体检要求有所下降，特别是对听力、视力要求下降明显。但是，对飞行员可能出现的危及飞行安全的疾病则加强了健康审核，如美国联邦航空局飞行员健康标准中规定，心肌梗死、癫痫等坚决予以淘汰。

1927 年，鲍尔博士从 46 个城市中选拔了 57 名临床医生担任美国民用航空体检医生，建立了美国民用航空飞行员体检系统，举办了多期培训班。如今，近万名体检医生在美国的各个航空公司中工作，其在获得体检医生执照后，仍必须定期参加各种培训、医学会议和研究工作，以了解最新的知识和技术进展。

民用航空医学的主要任务是保障飞行人员的健康和乘客飞行环境的舒适，其次是乘客疾病和飞行事故调查等问题。1929 年，为了航空医学更好地发展，鲍尔博士倡导建立了航空医学协会，并担任了该协会的第一任主席。航空医学协会将从事航空医学教育、管理、科研和训练的有关人士组织起来，每年召开一次年会，交流最新的航空医学进展，并出版了协会的会刊 Journal of Aviation Medicine。1950 年，该协会改名为美国航空航天医学协会，现已成为国际知名的航空医学会，鲍尔博士被誉为"美国航空医学之父"。

1958 年，为推动美国的民用航空医学研究，美国成立了联邦航空局，在俄亥俄州成立了民用航空医学实验室；1960 年在俄克拉何马州成立了航空医学研究所，在华盛顿特区乔治敦大学医学中心成立了乔治敦临床研究所。这三家单位最终都并入美国民用航空医学院，成为美国最大的航空医学研究基地，开展了大量富有成效的研究工作，如 1968 年在毒理研究方面，通过对近 100 种飞机座舱内材料在有焰燃烧和无焰燃烧时的毒性变化确定了失火时人员安全撤离的时间；1978 年，通过对空中交通管制人员健康变化为期 5 年的研究，确定了该职业的职业病特点以高血压、胃溃疡和精神问题为主。通过近百年的努力，民用航空医学得到了发展，满足了飞行人员和乘客的各种医学需求，促进了民用航空安全性能的提高。目前，飞机飞行已经高度自动化，飞行员的任务压力已经减轻，但人的因素仍旧是飞行安全的最主要因素之一。飞行人员的认知能力、生理状态、飞行疲劳和心理问题依然是航空医学保障的核心内容。

四、航空医学的现状与发展

第二次世界大战以后，航空医学研究多集中在缺氧、减压、正加速度和弹射离机的医学保障方面，经过不断的技术更新，基本满足了战斗机作战的需要。随着航空技术的进步，飞机的性能逐渐提高，原来对飞行影响并不突出的问题逐渐成为影响飞行安全的主要航空医学问题，包括空间定向障碍、空晕病、飞行疲劳、心理健康维护等。

1. 空间定向障碍

战斗机在更新换代的过程中有几个重要因素可以引发空间定向障碍的发生，包括仪表数量增加、信息显示变化、飞机速度和机动性能不断提高等。美国空军的统计显示，20世纪50年代因空间定向障碍导致的飞行事故占全部严重事故总数的4%，60年代占6%，70年代末占10%；同样，因空间定向障碍引起的事故占全坠机事故总数比例分别为14%、15%和18%，说明在加强飞行员的选拔和训练的同时，飞行性能和操纵的复杂性对空间定向障碍的发生仍是一个重要影响。

几十年的航空医学研究已经对空间定向障碍的发生机制有了比较清楚的认识并进行了分类，在此基础上，联合工业部门，重点开展了两个方面的工作，一是改进了仪表显示及其在座舱内的布局，为战斗机提供了平视显示仪，并制定了相应的技术标准；二是加装了自动驾驶和姿态控制系统，可帮助飞行员在飞行错觉发生时，依靠计算机协助控制飞机姿态。同时，飞行员的生理心理训练也得到了加强，研制并投入使用了地面模拟错觉训练设备、空中模拟飞行错觉训练、仪表飞行能力训练以及视觉空间认知训练等，这些已成为飞行员克服空间定向障碍的标准训练手段。

2. 空晕病

针对飞行学员空晕病多发的特点，结合其对飞行工作的影响和防治研究，目前在飞行员的选拔过程中，前庭功能敏感性的评价成为重要环节，目的是排除潜在的患者。同时，飞行员的前庭功能训练也是提高抗空晕病的有效手段。考虑到抗空晕病药物的副作用对飞行的影响，提出了兴奋药物和抗空晕病药物联合使用，并有待深入研究。

3. 心理健康维护

心理因素对飞行安全具有至关重要的影响，飞行员的心理健康选拔与维护一直是航空医学的重要问题。1964年，苏联空军再次发文，提出应加强飞行学员的心理学选拔。1971年，美国对选拔方法的统计分析显示，75%的候选者被医学或心理学因素淘汰，10%的候选者因飞行职业能力缺陷淘汰，只有15%的候选者能成功地完成飞行训练。经过几十年的努力，尽管心理评价技术取得了较大的进步，但仍未满足飞行员这一特殊职业的要求，飞行恐惧、适应障碍、情感性障碍和紧张性头痛等问题依旧是飞行员身心健康维护中的突出问题。改进身心疾病的检查技术和提高航空军医的保障水平是未来研究工作的重点问题之一。

4. 飞行疲劳

在现代战机复杂信息和操控系统以及大负荷作战任务的压力下，飞行疲劳的影响日渐突出，已经成为影响飞行员作战能力和飞行安全的一个重要因素。前苏联对于飞行疲劳比较重视，做了大量的研究工作，先后提出飞行人员疲劳和过度疲劳的诊断建议、评定方法和标准。提出现代航空技术、飞行任务以及飞行中的气象条件日益复杂，对飞行人员的智力、意志和情绪等心理品质提出了更高的要求，某些情况下飞行因素对飞行员的影响可以达到极限，这些因素如在心理预防工作不充分的情况下会促使飞行疲劳出现。

在飞行疲劳的防护方面，前苏联和美国都曾开展过药物防护方案的研究，通过提高飞行人员的觉醒程度和反应能力维持工作能力，这一方案目前已被大多数国家接受。此外，饮食疗法、作息制度、锻炼和教育等也是加快疲劳恢复的有效措施。在心理治疗方面，自我暗示锻炼方法可以使飞行员在长时间飞行时保持工作能力并减少疲劳。

第四节　中国航空医学史

我国航空医学的发展很大程度地得益于军事需求。1932 年国民党空军在杭州笕桥举办了首届航空军医训练班，截止 1948 年，共培养了 248 名航空军医，主要负责对进口的螺旋桨飞机实施飞行卫生保障，其学习的主要内容均是德国和美国的研究成果，凸显了我国航空医学研究的空白。1949 年 11 月，新中国组建了人民空军。朝鲜战争的爆发给人民空军的发展带来了机遇，飞机进入了喷气式和超音速时代。与此相适应的航空医学紧跟空军的发展步伐，很好地完成了航空卫生保障任务。

一、航空医学体系的建立

我国航空医学体系的建立主要以航空兵为主，逐步建立了航空卫生保障机构。空军在航空兵部队设置了航空卫生工作领导机构，编配了航空军医。1950 年初，空军成立了各级飞行人员体检委员会和体检队，负责招收飞行学员的体检和飞行人员的医学鉴定任务。1954 年，成立了空军总医院和海军总医院，成为空军和海军飞行人员医学鉴定的最高机构。1952 年，成立了民航总局，其最先为天津飞行大队配备了航空医师，专门负责飞行人员的保障工作。

1950 年空军后勤部卫生部举办了航空军医训练班，培养航空军医。1954 年在长春第三军医大学成立了航空生理训练班，开展了航空医学教学工作；同年组建航空医学系，截止到 1958 年航空医学系撤销，共培养了 100 余名航空医生。这是新中国成立后我军培养的首批航空军医，为保护人民空军飞行人员的身体健康、飞行安全和推动航空医学的发展发挥了重要作用。

1954 年，成立了空军航空医学研究所，后改名为空军第四研究所，这是全国和全军唯一从事军事航空医学的科研机构。1960 年，总后勤部在西安第四军医大学组建了航空医学系，后改为空军医学系，开始为我国培养具有本科学历的航空军医。1964 年，海军医学研究所成立了海军航空医学研究室。1968 年，军事医学科学院在军事劳动生理研究所基础上联合其他单位成立了航天医学工程研究所。1976 年，吉林空军军医学校编设了航空医学教研室，承担培养初、中级航空军医、航空营养技师的任务。

二、航空医学研究体系的建立

为了满足我军战机医学保障任务的需要，空军以空军航空医学研究所为主要研究单位，建立了一整套科研体系，确立了多个研究方向，促进了我国航空医学的研究和发展。

1. 高空生理研究

1954 年空军航空医学研究所成立了高空生理研究室，主要承担我军战机的供氧系统生理卫生学要求、装备鉴定及相关基础研究任务，几十年来逐步构建和完善了人体低压舱、迅速减压舱、高温舱、低温舱等模拟高空低气压环境的生理试验设备。配合航空工业部门开展了我军各型战机的供氧系统生理卫生学要求和鉴定工作、高空缺氧耐力及高空减压病等高空生理卫生研究工作、飞行员个体防护服温度生理研究工作等，为保障我军二代机、三代机、四代机的航空供氧装备的设计和应用发挥了重要作用。

2. 飞行员个体防护装备研究

飞行员个体防护装备研究主要包括抗荷装备和头盔的相关生理学要求研究，主要内容包括我军战机的抗荷系统、头盔的生理卫生学要求、装备鉴定及相关基础研究任务。20 世纪 60 年代空军航空医学研究所自主建成了六三型载人离心机，开始了系统研究加速度对人体的影响、抗荷装备的防护性能研究，为我军二代战机的抗荷系统的效能提升发挥了重要作用。2005 年空军航空医学研究所引进了具有六个自由度和动态飞行模拟的世界先进载人离心机，系统性研究了高性能战斗机高加速度、高加速度增长率、高角加速度对人体的影响，配合航空工业部门开展了我军高性能战机的抗荷系统生理卫生学要求和鉴定工作，系统性开展了提高抗荷性能体能训练、抗荷呼吸动作等研究，研制并配发部队的飞行员抗荷能力检测仪。飞行员的抗荷能力训练、检查已经成为高性能战斗机飞行员必需的考核项目。头盔主要用于防止弹射时飞行员头部外伤，密闭头盔与高空代偿服配套具有防止高空缺氧的作用，保护头盔与面罩、代偿服、抗荷服配套具有防止缺氧、提高加速度耐力等作用。伴随我国战机性能的提升，飞行员的这些个体防护装备防护效能的生理学研究和鉴定的相关研究逐步深入，基本适应了战机的发展需要。

3. 空间定向障碍研究

空间定向障碍的主要问题之一是飞行错觉，是威胁飞行安全的重大航空医学问题。20 世纪 50 年代我军开展了大规模的调查，基本摸清了我军飞行员空间定向障碍的发生规律。20 世纪 60 年代开展了大量的相关研究，提出了有关飞行错觉发生机制的初步看法，开展了仪表飞行训练、强化仪表认读能力训练，并研制了检查和训练装置。20 世纪 70 年代中期，研究提出了飞行错觉机制图，建立了严重飞行错觉鉴定方法，并相继开展了飞行错觉预防、健康鉴定、模拟飞行错觉训练等，使飞行错觉的发生率由 86.4% 降到 23.8%，明显降低了飞行错觉发生率和事故率。20 世纪 80 年代自主研发了前庭功能检查仪，对鉴定严重飞行错觉发挥了重要作用。2010 年引进了飞行错觉模拟器，并开展了相关训练，对选拔、训练高性能战斗机飞行员发挥了应有的作用。

4. 航空医学鉴定研究

空军总医院从建立空勤科开始，开展了一系列相关研究工作，在心血管鉴定、眼科及耳鼻喉科筛查与鉴定等方面取得了系列成果，形成了我军飞行人员体格标准和飞行学员体格标准。自主研发的飞行员暗适应检查仪配发部队后，在夜航安全飞行中发挥了重要作用。

5. 其他研究

航空营养研究始于 20 世纪 50 年代，先后进行了多次飞行人员营养调查，针对飞行特点、营养素需求逐步完善了我军空勤人员给养标准。同时，研究制订并完善了各种野战食品口粮、救生口粮，有力保障了我军飞行员的体质体能适应高性能战机的需要。航空工效学研究主要解决人 - 机相互适应问题，通过开展人体测量研究工作，形成我军飞行员人体测量数据标准，并逐步完善围绕人机界面出现的新问题；开展了座舱仪表显示、座椅尺寸等相关研究，为我军新机种设计提供了工效学参数。航空救生研究起步于 20 世纪 60 年代，但发展很快，形成了满足各型战机需要的系列救生装备。飞行员心理卫生和心理选拔经过几十年的努力，建立了选拔标准和各种心理品质分析系统，有力地提升了我军飞行员的心理素质，对保障飞行安全起到了重要作用。卫生勤务研究为航空兵部队各级卫生人员、医疗器材的配备提供了指导性意见，有力地提升了我军航空卫勤保障工作的效能。

三、航空医学学术活动

航空医学的学术组织日臻完善，学术交流日趋活跃。1963 年空军后勤部卫生部成立航空医学专业组，1981 年总后勤部卫生部成立航空医学专业委员会，1987 年中华医学会航空医学学会成立，多次召开了全国及军队各层次的学术交流会。我国还先后派代表参加了在前苏联、美国等地召开的国际航空医学会议，发表了有较高水平的论文，并组织了参观交流活动。同时，也邀请了前苏联、美、英、法、德等国的航空医学界专家来华讲学和访问。航空医学学术杂志和专著也陆续出版，1957 年起，空军开始出版《航空军医资料》（后改为《航空军医》）；1974 年，空军编辑出版了《航空医学》专著；1979 年，国防工业出版社编辑出版了《航空与空间医学基础》；1985 年，上海科技出版社出版了《中国百科全书（航空航天医学分册）》；1988 年，人民军医出版社出版了《航空军医手册》；1990 年《中华航空医学杂志》开始出版，面向国内外发行。2013 年常耀明教授担任总主编的国家出版基金资助项目《航空航天医学全书》由第四军医大学出版社出版，该书涵盖航空航天医学各个专业，包括《航空航天医学史》《航空航天生理学》《航空航天心理学》《航空航天生物动力学》《航空航天医学工程学》《航空航天生理学》《航空航天临床医学》《航空航天卫生勤务》等十部专著。

四、航空卫生保障制度

各级航空卫生机关和广大航空卫生人员历经长期的工作实践，在学习、引用国外航空卫生工作标准、制度的基础上，从本国实际出发，不断总结经验，目前已经形成了一套具有中国特色的航空卫生工作标准和制度，其中包括招收飞行学员的体格条件、飞行人员（学员）体格条件，飞行人员每年一次大体检和每季度一次小体检的体检制度、每年健康疗养 30 天的集体疗养制度、营养卫生制度、每天正课 1 小时体育锻炼制度、航空生理训练制度，从飞行学员到飞行人员停飞全过程中的全面、不间断的卫生保障制度以及飞行 4 个阶级（后改为 3 个阶段）的卫生保障规定等。这些制度和规定对保障飞行人员的身体健康、保证飞行安全起到了重要作用。航空医学研究机构和医疗、体检、教学机构的专业人员以及在飞行卫生保障第一线的航空医师密切协作，开展了大量应用性和基础理论方面的研究，取得了一大批科研成果，不少项目达到了国际或国内先进水平；自行研制成功了一批较先进的航空医学专用实验设备，如低压舱、载人离心机、低压变温舱、冲击台、振动台、平衡台、弹射训练器、错觉训练模拟器、航空生理遥测记录装置等，为航空医学研究创造了有利条件；研究制定了适合中国人特点的民用及军事飞行人员的体格条件、心理学选拔方法和标准，研制成功了一些先进的体格、心理学检查设备；研究制定了适合中国国情的各种条件下的不同课目飞行的卫生保障措施和从医学、心理学角度预防飞行事故的措施，提出了飞行人员航空生理训练方案和航空救生措施。航空病和飞行人员常见病、多发病的防治研究取得了较大进展；研究提出了供氧、抗荷、弹射救生装备的生理卫生学标准和要求以及新型飞机座舱设计等人机系统方面的生理学要求。以上成果对提高飞行人员工作效能，保证飞行任务的完成以及在促进和配合航空工业的发展方面起到了重要作用。

五、航空军医培养体系的形成

1960 年西安第四军医大学设置了空军医学系，开始为我国培养航空军医，几十年来每年培养 50 ～ 100 名具有本科学历、熟悉航空医学的医生，这些人员大多在部队担任航空军医，服务部队飞行人员的航空卫生保障，也有部分人员到医院从事与飞行人员有关的医疗和鉴定工作。20 世纪 80 年代空军医学系开始培养研究生、博士生，加强了航空医学基础研究工作。1976 年吉林空军军医学校编设航空医学教研室，承担培养初、中级航空军医和航空营养技师的任务；1992 年该校开始培养以停飞飞行学员为主的本科航空医师。吉林空军军医学校每年为空军部队培养 150 ～ 200 名航空军医，为部队航卫保障工作做出了重大贡献。1999 年部队院校调整，吉林空军军医学校（后改为空军高等医学专科学校）划归第四军医大学管理，改名为第四军医大学吉林军医学院；2002 年部队院校调整，该校撤编。

为了解决部队和民航航卫人员不足的问题，第四军医大学空军医学系定期为没有学习过航空医学的本科医生进行为期 3 个月的航空医学知识培训，使其尽快胜任航卫保障工作。空军航空医学研究所不定期举办航医主任培训班，介绍航空医学的新进展，了解航空医学科研手段和飞行员航空医学训练情况。目前，航空军医的培养主要依靠原第四军医大学航空航天医学系，以培养本科生为主，也培养研究生和博士生；同时不定期举办航空医学短期培训班，满足部队和民航航卫人员的需要。

六、飞行人员医学鉴定与招飞体系建立

1950 年初空军成立了各级飞行人员体检委员会和体检队，随后海军、民航卫生部也相继成立了专职体检队，担负招收飞行学员的体检和飞行人员的医学鉴定任务。各军区陆续建立了空军和海军医院和疗养院，负责飞行人员的疾病矫治、疗养和健康体检工作。1954 年成立的空军总医院和海军总医院成为空军和海军飞行人员疾病诊治和医学鉴定的最高机构。1952 年民航总局成立，1956 年民航总局设立卫生处，1958 年成立了空勤体检组。至此完成了我国飞行人员的疾病矫治、医学鉴定和飞行员学员的招生体检体系建立，为后来的航空临床医学的发展构建了组织框架，并发挥了重要作用。

随着我国航空医学事业的蓬勃发展和国际交往的逐渐增多，我国在国际航空医学界的地位不断提高，影响也愈来愈大。但由于我国航空医学事业起步晚，目前与世界先进水平相比还有差距，我们应继续努力，加快步伐，进一步提高我国的航空医学水平。

第五节　民航航空医学

1949 年 11 月 2 日中国民用航空局成立，开启了我国民航事业的新篇章。民用航空医学也随着我国民航事业的发展而逐步成长起来，其主要任务是航空人员的医学选拔、体检鉴定、航空卫生保障，突发公共卫生事件民用航空应急控制，机场应急救护，国内交通卫生检疫，航空器客舱卫生，突发事件的航空医学调查，民用航空医学的科学研究等。当今，我国的民航业务规模位居世界前列，民用航空医学的作用也更加突出。

一、体检和鉴定

1952 年我国最先在天津通用航空飞行大队配备了航空医师，专门从事飞行人员的保健和飞行卫生保障。1956 年民用航空局设立卫生处，1958 年成立民用航空局空勤人员体检组，1969 年体检组改编为民航总局体检队，承担全民航空勤人员的定期体检和招飞工作。

从民航组建体检组之后的 20 多年中，民航飞行人员的体检标准使用的是空军飞行人员的体检标准，空中乘务员的招飞体检使用的是空降兵的体检标准。

1978 年民航立项研究民航飞行人员的体检标准、招飞标准、空勤人员体检标准等。1983 年 10 月民航总局批准颁发了《中国民航空勤人员 / 学员健康鉴定规定》《中国民航招收飞行学员体格条件》《中国民航飞行人员体格条件》《中国民航飞行人员转升机型体格条件》《中国民航空中乘务人员体格条件》和《民航职业医学体检指南》等法规文件，这些标准的实施填补了我国民航空勤人员体检标准的空白，具有里程碑意义。

二、航卫机构与保障

随着体检和医学鉴定的发展，我国的民用航空医学研究也逐步深入。1984 年 7 月成立了专业科研机构中国民用航空医学研究室，下设情报资料、体检鉴定、生理心理和航空卫生 4 个专业组；主办了《民航医学》期刊，研究范围涉及座舱卫生、民航飞行人员体检、营养和心理选拔等。

1982 年，民航北京医院成立。1990 年，民航北京医院、航空医学研究室和民航卫生学校共同组建成立民航医学卫生中心。1992 年，空勤人员健康鉴定室成立，行政归民航医学卫生中心代管，主要工作是对各体检机构进行业务指导和培训，协助总局行政机关实施航卫监督检查，负责全民航系统航空人员的疑难鉴定及停飞、复飞、特许飞行的鉴定工作，全民航航空人员的体检分析，参与航卫法规和标准的制订。

三、民航医学研究与卫生技术标准

民航医学卫生中心成立后，开展了大量的航空医学研究工作。在飞行人员选拔方面，开展了"中国民航飞行学员心理选拔系统研究""60 岁以上民用航空器驾驶员医学要求"研究，用于相关人员的心理学鉴定。在高血压药物治疗方面，开展了"民航空勤人员高血压药物治疗与安全监控措施研究"。在航空毒理方面，开展了"航空毒理学鉴定技术与评价方法的研究"。其他方面还包括航线飞行员飞行疲劳检测与控制、心血管疾病体检鉴定和预防控制方案、民用航空器事故医学调查等研究，取得了一系列成果。

在大量研究的基础上，制定或修改完善了相关标准，主要包括《民用航空招收飞行学生体格检查鉴定规范》《60 周岁以上民用航空器驾驶员医学要求》《航空器维修人员体格检查标准》《大型飞机公共运输承运人和小型航空器商业运输运营人酒精检测程序》等多项民用航空卫生技术标准，为提高我国民用航空的医学保障能力做出了贡献。

四、学术交流

民航医学中心作为一个独立的组织，积极参加国内航空航天医学的各类专业学术会议，同时，多次参加了美国航空航天医学年会、国际民航组织航空医学研讨会、亚太地区航空航天医学大会等。2007年，航空医学中心协助民航局参与了国际民航组织对公约附件1及附件6中航空医学领域的有关条款及要求的补充与修订，通过广泛参加学术交流，中国的民用航空医学在世界航空医学中的地位不断提升。

中国民航的航空医学工作者经过多年的努力，完善了民用航空医学的体系建设，完善了组织机构和人才培养制度建设，完善了医学鉴定、医疗保障、科学研究和相关实验室建设，促进了我国民用航空医学的发展。

（钟方虎　陆惠良　编写）

第二章

航空医学主要机构

航空工业的进步与发展使得飞机飞得更高和更快,飞行高度、飞行速度和飞行距离的记录不断刷新,这使得飞行人员暴露于各种高空应激因素的机会大为增加,给飞行人员的生理功能带来了新的挑战,也对航空医学保障提出了新的要求。保证飞行任务顺利完成,选拔、训练和维护飞行人员身体和心理适应能力成为航空医学保障最为重要的内容。为了更好地保障飞行安全、提高飞行人员工作效率及作战效能,20世纪30年代初,在航空事业较发达的国家就设立了航空医学研究、训练机构以及相应的教育、医疗、科研、管理等机构,成立学会组织,出版教科书、专著和学术刊物等,逐步建立健全了航空卫生保障体系,为航空医学科学研究和航空医学人才培养奠定了坚实的基础。

本章重点介绍了国内外主要航空医学机构,包括航空医学研究机构、航空医学教学机构、航空医学医疗机构、航空医学管理机构的基本情况以及机构所在地、人员组成、主要职能及中心任务等。相关组织机构的互通往来加强了业内同行间的国际、国内学术交流及科研合作,促进了航空医学事业的蓬勃发展。

第一节 航空医学研究机构

一、国外航空医学研究机构

(一)美国

1. 美国空军第711人员效能联队(US Air Force 711th Human Performance Wing,711HPW) 其是世界范围内较为卓越的航空航天医学中心,位于俄亥俄州莱特帕特森空军基地。该联队的使命是通过研究、教育和咨询等途径提高航空、航天和网络空间中的人类效能,为最关键的资源——所辖军队中的男女士兵提供各方面支持。从概念到实施,该联队在飞行员生命周期内提供整合优化服务,包括招募、训练、预备、增强和防护等。该联队的基本任务是航空医学、科学技术和人类系统整合,其下属单位包括美国空军航空航天医学院(US Air Force School of Aerospace Medicine,USAFSAM)、飞行人员系统局。

2. 美国陆军航空医学研究所（US Army Aeromedical Research Laboratory, USAARL） 其位于亚拉巴马州的鲁克堡，下设空勤防护室，空勤保健室及研究保障处等处室，主要解决与军用直升机机组人员相关的航空医学问题。研究所的主要任务是对飞机和相关武器系统、空降作战等对人体可能造成的危害以及相应地可能产生的噪声、加速度、冲击等对人体健康造成的危害进行研究评估；研究飞行员飞行时的应激和疲劳，并提出保障措施；制订陆航飞行员的招飞和体检标准；研究评估生命保障设备，提供技术咨询；与国防部和其他研究机构就相关医学问题进行合作研究等。研究所的研究课题主要有以下几个方面。①普通操作医学研究：冲击波相关伤的防护和感觉神经相关伤的治疗；②传统航空医学研究：有关噪声、振动、失定向和坠落相关伤的人员健康和安全问题；③新兴航空医学研究：恶劣环境、座舱相关工效研究及有人 – 无人驾驶合作。这些研究主要关注航空医学研究领域中人的因素及人机整合等方面。

3. 美国海军代顿医学研究所（US Naval Medical Research Unit Dayton, USNMRUD） 其位于俄亥俄州莱特帕特森空军基地，致力于航空医学、人的因素及环境对健康的影响等相关的基础和应用研究，下设两个功能性实验室，分别为海军航空医学实验室（Naval Aerospace Medical Research Laboratory, NAMRL），（主要进行如何减轻航空环境对机组人员健康威胁的应用研究）和环境健康影响实验室（Environmental Health Effects Laboratory, EHEL）（主要利用动物模型进行包括航空环境在内的操作环境对健康威胁的基础研究）。

4. 美国空军航空航天医学院（United States Air Force School of Aerospace Medicine, USAFSAM） 其位于俄亥俄州莱特帕特森空军基地，是航空航天医学领域中集科研、教育、国际咨询于一体的首要机构，拥有世界上最大的航空医学图书馆。该机构下设 10 个部门，包括院长办公室、教务处、高级分布式学习部（网络教学）、航空医学图书馆、注册部、航空航天医学部、美国空军屈光手术规划部、国际及远程教育培训部、职业与环境保健部以及预防医学与公共卫生部，主要任务是开展航空航天医学研究，为空军、国防部及近百个国家培训航空航天医疗人员。从航空事业开始，经过航天时代的开启至今，USAFSAM 一直主导着航空航天医学及人类效能的发展。2008 年，USAFSAM 联合空军卫生部门建立了一个完整的研究、教学团队，同时来自 15 个国家和地区的顶级专家共同建立了一个强大而优秀的全新航空航天医学中心。通过联合空军、海军研究实验室的力量，USAFSAM 充分利用航空医学的艺术、科学和技术对人类在异常和极端环境中的作业、保健和生存环境进行了改善，包括战斗、高空、宇宙和信息空间。

5. 美国民用航空航天医学研究所（US Civil Aerospace Medical Institute, USCAMI） 其位于俄克拉何马州的俄克拉何马城，由美国联邦航空管理局航空安全办公室资助，集医学认证、教育、研究及职业医学等功能为一体，负责的航空医学研究项目包括一些新兴的安全风险问题（如飞行员老龄化）、医学和工程学进展、改进飞行器材料、装备、座舱配置结构、生命支持系统、排泄辅助装置、扩展运输包线以及日益增长的复杂数据、软件、技术和系统的整合。其中，生物航空航海科学研究室主要负责评估机组人员的健康，研发影响飞行员飞行效能的药物、毒物及其他物质的生物化学监测方法，确定信号环境及其他压力源的生物标记，同时还负责保管美国所有一等飞行事故的验尸记录。防护剂生存实验室主要负责飞行事故调查、失事幸存、射线暴露、正常状态及紧急事件中乘客及机组人员的安全信息、程序及设备评估，保管综合民用航空医学信息。研究结果可用于改进和发展飞机认证标准、循证航空医学决策、教育项目及事故调查实践。

（二）俄罗斯

1. 航空航天医学研究所　其创建于 1935 年，位于莫斯科北郊。现有科技人员 400 余人，主要是军职人员，也有少量文职人员。下设 6 个研究室，分别为前庭功能研究室、高空生理研究室、加速度生理研究室、工效学研究室、生理训练研究室和飞行人员测试设备研制室。

2. 星星公司航空医学部　其成立于 1952 年，隶属于俄罗斯星星公司，位于莫斯科南郊。现有科技人员 200 余人，主要从事飞行人员防护装备的研制和生产。

（三）法国

航空医学中心　其成立于 1918 年；1921 ～ 1939 年间，由于飞行人员体检中心的数量增加，该中心下属研究所发展至 21 所；1945 年调整为 5 所，其中包括飞行人员医学鉴定中心（CEMPIV）以及"飞行人员最高医学鉴定中心"（CPEMPN）。1991 年，这些中心统一隶属法军卫生勤务署（SSA）。法国空军航空医学研究所与空军飞行人员健康鉴定中心是两个既相互独立又相互联系的机构，均隶属法国空军编制体系并归军方管理。航空医学研究所主要负责航空医学的理论与应用研究、飞行人员的航空卫生保障及装备研究，其中包括飞行员的选拔及训练、加速度生理、高空生理、救生供氧、心理学研究、后勤支援及海外作战训练的救护与后送相关设备的研究和保障。飞行人员最高医学鉴定中心位于法国巴黎市郊的 Clamarl，该中心领导由空军总医院院长、空军医学中心的 Corbe 教授兼任。中心下设 4 个分中心，分别位于西海岸的波尔多（Bordeaux）、南海岸的马赛（Marseille）、土伦（Toulin）及东北边境的梅斯（Metz）。出于战略考虑，5 所空军医学健康鉴定中心正好分布于法国东、南、西、北、中部。飞行人员最高医学鉴定中心编制 85 人，其中领导 7 名，管理人员 21 名，内科医师 18 名（2 名空缺），医师秘书 9 名，护士 21 名以及护理技术员 9 名。每年的常规工作是负责 2 000 ～ 2 500 名飞行员的体格检查与健康鉴定，其他主要任务包括飞行人员和航天员的选拔、飞行人员和航天员的健康咨询和医学鉴定、与空军航空医学研究所合作完成科研项目等。

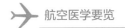

（四）印度

印度航空医学研究所　20世纪50年代后期，印度成立了一个航空医学活动中心，该中心涵盖了军事航空医学和民用航空医学，主要负责4项研究内容分别为飞机设计中航空医学的评估和指导、促进飞行安全、飞行事故中人的因素的分析、航空医学研究。1957年5月29日印度成立航空医学院，1968年组建了印度航空医学研究所。该所于1982年参加了"印度—苏联载人宇宙飞行计划"，并于1989年更名为印度航空航天医学研究所，其是南亚唯一的航空航天医学博士学位培训医学机构。该所的主要任务包括培训、航空医学医务鉴定、航空医学研究、人机工效学咨询、民用航空医学保障、载人宇宙飞行计划的医学保障。

（五）加拿大

加拿大航空医学研究所　负责航空医学研究任务的加拿大国防和民用环境医学研究所（DCIEM）从2002年4月1日起更名为加拿大国防研究开发中心（DRDC）。该中心的主要任务是提高人机工效和恶劣环境中人的工作效率，保证人的健康和安全。目前，约有200名科研人员、工程师、技术人员、后勤保障人员和行政管理人员，其中军人大约有60名。

（六）泰国

泰国皇家空军航空医学研究所　泰国于1937年成立皇家空军，于1948年成立医学勤务指导部，其中航空医学部为其下属部门之一，并于1977年更名为"泰国皇家空军航空医学研究所"。其主要任务是提供与飞行有关的人的因素方面的咨询与建议，并通过运输部的航空部对民航机构提供支持。

（七）韩国

韩国航空医学中心　1949年10月1日，韩国成立空军医院。该院于1962年3月1日更名为空军航空医学中心，于1988年6月1日又更名为空军航空医学研究与训练中心，于1999年再更名为空军航空医学中心。其主要任务是为韩国空军提供咨询和医疗服务，为韩国陆、海、空军飞行人员提供航空航天生理训练平台，开展航空医学研究和生物环境方面的研究。

（八）土耳其

土耳其航空航天医学中心　其始建于1986年，拥有离心机、空间定向障碍、低压舱、高压氧舱、弹射座椅和夜间视觉训练中心，其中的离心机训练中心是美国空军在世界范围内授权的 4 个训练单位之一。土耳其航空航天医学中心的主要任务是为土耳其和友好国家飞行员提供生理训练、能力鉴定和科学研究等平台。

（九）英国

1. 皇家空军航空医学中心（Roral Air Force Centre of Aviation Medicine，RAFCAM） 其成立于 1998 年 12 月 1 日，由汉普郡法恩伯勒的航空医学院和皇家空军北卢芬哈姆的航空医学培训中心合并而成，归皇家空军主管，前身是皇家航空医学研究所（Institute of Aviation Medicine IAM）。由于冷战后的全球安全形势及国内经济形势的压力，该研究所于 1994 年关闭，并入英国国防研究局。中心主要研究飞行医学效应，如缺氧、加速度 G 值对人体的影响，极端环境下高速飞机对人体生理的影响，意识丧失和 G-LOC 等。此外，其还为皇家空军的机组人员提供训练，如夜视训练、缺氧体验等平台。

2. 英国人因航空航天生理科学中心（The Centre of Human and Aerospace Physiological Sciences, CHAPS） 其是英国伦敦国王学院基础与医学生物科学学院的一个跨学科部门，主要职能是研究航空航天极端环境中人体生理机制和适应性问题，主要开展的研究包括航空航天与极端环境，肌肉形态与功能，运动、功能与行为以及呼吸生理学与医学。该中心在英国首先将航空航天医学作为一门临床医学，并且开设了第一家航空航天医学门诊，与英国皇家空军航空医学研究中心、欧洲航天局有广泛的学术交流。

（十）德国

德国空军航空医学研究所 其初次成立于 1934 年，主要任务包括航空医学检查和咨询、航空医学研究和训练、航空生理训练、人机工效学研究、法医和事故调查、航空心理研究。1969 年，德国航空航天中心成立，其中德国航空航天中心体检部由德国有关当局、美国联邦航空局和"国际空间站计划"参与各方授权，主要负责飞行员体检工作。体检中心装备配套全面，可进行心电图、脑电图、肺功能和听力等项检查，还配备有载人离心机、低压舱、前庭系列检测设备、旋转座椅等，可为飞行员和宇航员进行专项的航空航天医学检查及常规的初检；此外，中心还设有眼科部，可提供常规检查如血液学、血液化学、心电图、肺功能检测以及眼科方面的检查。

（十一）日本

日本航空自卫队航空医学实验队 其是日本唯一的航空医学与航空心理学研究机构，位于东京都，职工约有 100 人，主要负责有关航空医学、心理学方面的研究，对飞行人员进行体检和训练。

（十二）荷兰

荷兰航空和人的因素中心　尽管荷兰国土面积较小，其空军的规模也很有限，但其航空和人的因素中心却装备精良，主要为空军飞行员提供职业保障，并特别关注飞行员的飞行环境。该中心曾用名为航空航天医学研究所，不仅拥有载人离心机、低压舱、飞行失定向模拟演示器等大型实验设备，还因特有的离心机训练而闻名遐迩。中心拥有生理学、职业医学、航空医学、心理学、航空心理学、工效学以及其他相关学科的专家，这些专家不仅为荷兰空军，还为盟国空军飞行员的选拔、体检、检测和训练提供服务。中心还与其他研究机构合作，开展一些应用性的研究项目，如视觉自动筛选仪的研发等。

（十三）瑞士

瑞士空军航空医学中心　该中心成立于1922年，是欧洲最早的航空医学研究所之一。中心设有飞行医学和飞行心理学部，人员包括航空医学专业人员、体育科学家、物理治疗师、技术保障人员等，旨在评估专业空军飞行员的选拔，确保飞行员在充满挑战的军用航空环境中完成任务并保证飞行安全。中心是空军中以人为导向的重要机构，主要军事任务是对空军和飞行人员进行健康体检、制订营养计划、疫苗接种，并针对飞行心理学和飞行医学领域进行研究和培训。

（十四）奥地利

奥地利武装部队航空医学部　其位于维也纳的部队医院，设有实验室、X线摄影室、CT扫描、超声、整形外科、眼科、牙科、神经科、精神科、皮肤科和麻醉科等科室。航医部主任通常是内科学专家，日常工作包括飞行员的医学选拔、体检和鉴定，空勤人员的选拔和体检。

（十五）匈牙利

匈牙利航空医学研究所　其于1982年创建于布达佩斯。1964年军事航空医学与民用航空医学部门分开，其中军事航空医学研究所位于距布达佩斯80 km的凯克凯迈特（Kecekemet），在那里可以进行所有与军事飞行有关的特殊医学检查。

全球范围内，军民两用的研究所有加拿大国防和民用环境医学研究所、以色列航空航天医学研究所、荷兰国家航空航天医学研究所，航空航天结合者有印度航空医学研究所、土耳其航空航天医学研究所、俄罗斯航空航天医学研究所、法国飞行人员最高医学鉴定中心、以色列航空航天医学研究所。几乎所有研究所都兼有训练、鉴定和研究的任务，其中美国的体制最为复杂。美国海军和陆军都有自己的航空医学研究所，其职能特点与军种的特殊性密切结合。美国空军有两所航空航天医学研究机构，其中空军航空航天医学院主要以教学为主、科研为辅，而美国空军研究院中的人的工效部则以研究为主。美国联邦航空局下属的民用航空医学研究所是世界上规模最大的集科研、教学和政策、法则制定与咨询于一体的民用研究所。

二、我国航空医学科研机构

（一）空军特色医学中心

空军特色医学中心成立于 2018 年 9 月，位于北京市海淀区，上级单位为空军军医大学，前身为空军航空医学研究所和空军总医院，设有医研部、政治部、保障部、研究部、门诊部、住院部等部门，其中研究部下设 9 个研究室和 1 个中心，包括空天医学总体论证研究室、航空卫生保障与飞行安全研究室、航空生理鉴定训练研究室、航空救生研究室、高空生理研究室、加速度生理研究室、航空心理研究室、航空人因工程研究室、临床医学实验室和航空医学工程研究中心等，共 30 多个专业组、1 个航医训练队及载人离心机医学训练基地，拥有 2 个全军医学重点实验室（"中国人民解放军航空生理实验室"和"中国人民解放军航空医学工程实验室"），配有低压舱、载人离心机、空间定向障碍模拟器、高温舱、模块化飞行模拟座舱、常压低氧舱、高空生理遥测等专用设备，中心的主要职能任务如下。①开展航空医学基础、应用基础及应用研究。②开展空军卫勤研究，提出飞行卫勤保障措施；研究制定飞行人员医学、心理学选拔与鉴定方法和标准。③研究制定飞行人员供氧、抗荷及其他防护救生装备的生理卫生学标准和规范，负责装备生理卫生学鉴定与评价。④研究制定航空座舱工效学标准，提出改进措施，负责座舱工效学评价。⑤负责飞行事故医学调查，研究核生化和新概念武器对飞行人员的伤害特点及医学防护措施。⑥负责卫勤保障专用设备和航空救生物品的研制与选型论证。⑦承担有关国家军用标准和技术规范的拟制。⑧承担国内外航空医学信息的收集、编辑、发行和查新咨询。⑨承担航空卫生人员技术培训、继续教育以及外国留学生航空医学专业培训。⑩组织实施飞行人员离心机医学训练等航空生理心理训练。⑪实施招收飞行学员医学选拔。⑫承担体系部队飞行人员航空性疾病的矫治、体检鉴定和医疗保障。

（二）空军军医大学航空航天医学系

详见第二节。

（三）台湾地区航空医学中心

1971 年 11 月"航空医务中心"成立，1991 年 12 月 28 日迁至台北市敦化北路 340 号松山机场航站大厦三楼，主要任务是航空人员体检与鉴定、航空生理教育与急救训练、航空事故医学调查与研究等。

第二节　航空医学教学机构

一、国外航空医学教学机构

美国空军航空航天医学院（USAFSAM）位于俄亥俄州莱特帕特森空军基地，是航空航天医学领域中集科研、教育、国际咨询于一体的首要机构，其上级单位是第711人员绩效联队，拥有世界上最大的航空医学图书馆。

（一）职能

1. 部门院长办公室　安排教学时间、处理学院事务、登记、学生实习、资格认定与继续教育发展、课程研究／管理、空军短期学员和课程的评估／鉴定。

2. 航空航天医学部　航空航天医学资讯（远程通信）与评估，航空航天医学、生理学教育，航空航天医学研究，口腔医学评估，医学飞行审查，医学、航空医学标准。

3. 国际与远征教育培训部　通过国防研究所医学操作系统（DIMO）和针对国际卫生军官的高级航空航天医学（AAMIMO）培训系统开展跨国远程教育，远征培训对象包括国际卫生专家、空军远征技能研究所（AFEMSI）、突发事件程序及选择参与的民用中心临床医院。

4. 职业和环境卫生部　职业／环境卫生教育、从环境／工作场所的工业化学到辐射危害评估／缓解。

5. 预防医学与公共卫生部　公共卫生教育、流行病学实验室服务（国防部首席高级诊断实验室）、国际流行病咨询服务、应用技术中心。

（二）任务

1. 教育和培训　USAFSAM为初级和高级官员及军人提供生物环境工程、公共卫生、航空航天生理学和航空航天医学等专业的职业培训。学校拥有4个研究生医学教育认证委员会认证的医学培训项目，包括航空航天医学实习培训、职业卫生、预防医学及国防部唯一的高气压医学。USAFSAM每年大约培训6 000名来自空军、国防部和国际学院的学员，同时授予空军短期学员16 000学分。作为空军战争医疗培训和空运医疗后送培训平台，USAFSAM的3个国家顶级创伤中心利用最先进的模拟器、生命支持项目和严密的驻扎训练为空军培养能够处理意外事故，进行全球快速后送的军医。

2. 研究与技术开发　USAFSAM研究人员不断探索航空航天医学以及健康风险评估的前沿知识，航空航天医学团队还拓展研究了眼科学、心脏病学和肺病学，同时也极大地推动了严酷环境下人类认知行为能力的研究。USAFSAM 众多技术高端的实验室每周处理超过 45 000 份实验标本。作为国家流行病监管部门的重要组成，USAFSAM 负责来自全球的复杂病毒学及细菌学研究。研究人员改良并评估现场微型化的检测技术，以应对来自化学、生物和放射源对人类健康造成的危害，并为其全球应用开发工具、方法和程序。

3. 咨询　USAFSAM 为航空医学、化学、生物学、放射健康危害处理等需求提供 24 小时不间断应答和咨询的服务。经验丰富的工作人员将会进行样本采集、流行病学监督、航空医学治疗和危害鉴定，为卫生与医疗官员提供建议。在航空航天医学的各个方面，从飞行员健康、高压医疗到先进的分子学检测与流行病学研究，USAFSAM 的专家离你只有一个电话的距离。

4. 航空军医课程　航空航天医学基础课程（aerospace medicine primary, AMP）由三门系列课程组成，是为培养能够保障美国空军航空航天医学计划的卫生军官而设计。三门课程（AMP101, AMP201, AMP202）主要教授学员维护和提高空勤人员和特殊操作人员的知识和技能。AMP101 课程主要包括航空医学标准、航空航天生理学、高压医疗、人类体能维持、基本和军事航空原理、急诊和航空航天医学操作及 USAF 武器系统和相关内容。AMP201 着重于航空医学标准、临床航空航天医学、PRP、限制条件下的职责、职业医学、公共卫生和生物环境工程。AMP202 则侧重介绍航空事故调查和预防的基本知识，并让学员通过航空医学军事实验室熟悉军事航空。

5. 航空航天医学教学项目　其为各基础水平的航空航天专业人员提供培训。国际航空医学专家包括航空军医、空勤护士、航空航天生理学家、生物环境工程师、公共卫生官员、招飞的专业人员，均可接受多研究领域基础的、专科的和高级的培训。培训课程包括重症空运医疗队（CCATT）培训、远征医疗保障（EMEDS）、飞机事故调查和预防、全球医学和高压医学等课程。①航空航天生理学（非美国空军）MASL D175066：其为航空航天生理学工作者提供基本职能相关知识，包括航空生理学的原理与应用；通过空勤人员将座椅弹射练习器、夜视训练仪、barony 座椅和可应用的空勤人员生命支持设备向生理学家讲解战时使用训练的必要性，使其了解飞行应激；让学生熟悉低压舱的操作和维护，并将设备的使用与职业领域联系在一起；带领学生体验低压舱、弹射座椅、离心机和先进的空间定向障碍；指导学生如何在低压舱内履行机组成员的职责等。②初级航空航天医学（非国防部）MASL D175001：学习课程周期为 8 周，培训军医履行航空军医的职责，并完成美国空军航空航天医学项目的学习目标。教授学生如何治疗和适当管理空勤人员以及作为生物环境工程师、职业医学和军事公共卫生队员职责所需的知识和技术，包括复习临床医学有关航空、航天医学方面的重要课目，如耳鼻喉科学、听力学、眼科学、内科学、神经病学、精神病学等，并特别强调这些专业在航空航天医学方面的特殊应用；介绍和带领学生体验高空和加速度情况下的生理学知识；说明逃生 / 生命保障和设备的使用以及飞行事故调查。此外，航空医学服务中的管理需要及患者群体的体格标准也是航空军医必须掌握的，如果条件允许，也提供教练机和载人离心机供学员体验。③为国际卫生处长提供的高级航空航天医学课程（AAMIMO）MASL D175062：学习课程共 23 周，专门为已完成航空航天医学基础课程或得到美国空军航空航天医学院认可的同等级本国航空航天医学课程学习，并已经在基地或小舰队服务至少 2 年的国际航空卫生处长 / 航空军医设计，不适用于已在本国完成高级培训或完成航空航天医学住院医师培训并作为专家的工作者。课程着重于军事航空航天医学战时广泛的航空航天医学项目，包括民用航空医学和航天医学；让学生提出临床航空航天、高压、全球预防医学问题；评估、管理或解决航空航天医学问题；执行飞行事故航空医学 / 人为因素调查和预防，并在其航空航天医学生涯中承担起更高水平的责任，完成正规的高压医学与职业病学培训；向每位学员开放其本国空军与目前科学项目有关的选修机会，每个学生会对其本国航空航天医学系统和临床航空医学病例做口头报告。美国空军航空航天医学院布鲁克斯空军基地的国际和远程教育培训部将根据其学术和身体条件接收申请者并向其政府或空军予以推荐。该课程每年开设 1 次，于当年 1 月第 1 周开始。

二、我国航空医学教学机构

空军军医大学航空航天医学系的前身为第四军医大学航空航天医学系，组建于 1960 年，始称航空医学系，1963 年更名为空军医学系，1999 年更名为航空航天医学系。航空航天医学系是国内高校中唯一的航空航天医学专业本科、硕士、博士授权学科和博士后培养点，是国家重点学科、国家 211 工程重点建设学科、军队重点学科。该单位拥有低压温度爆炸减压复合舱、高压舱群及弹射训练器等大型设备及加速度生理实验室、短臂载人离心机实验室、飞行人员生理心理负荷模拟实验室、空间细胞分子生物学实验室和高空防护实验室等 38 个专业教室与实验室，设有航空航天生理教研室、航空航天生物动力学教研室、心理学教研室、航空航天临床医学教研室、航空航天卫生与卫勤勤务教研室、航空航天卫生装备学研究室；除提供本科、硕士、博士教育外，还开设全国航空航天医学专业培训班、全军空运医疗后送培训班、全军联勤医院及疗养院空勤鉴定骨干培训班、舰艇军医航空专业培训班等，为空军、陆军、海军、民航系统培训航医进修生。除了承担教学任务，其还承担科研任务外，科研工作的主要研究方向为航空医学领域（包括高性能战机和武装直升机等航空医学研究、飞行人员功能状态客观判定及快速恢复、选拔标准及健康鉴定等）、航天医学领域（包括航空航天特殊环境对机体心血管系统、骨骼肌肉系统的影响、机制及其对抗措施）。

第三节　航空医学医疗机构

一、国外航空医学医疗机构

美国空军基本上每个联队都有自己的医疗队，而规模较大且专业性较强的医疗联队有 3 个，包括第 79 医疗联队（79th Medical Wing，79 MDW）、第 711 人员效能联队（711th Human Performance Wing，711HPW）和第 59 医疗联队（59th Medical Wing，59MDW），其中第 79 医疗联队于 2017 年被撤销，其人员、装备并入第 11 医疗大队。

（一）79MDW

79MDW 成立于 2006 年 5 月 10 日，驻扎于爱德华空军基地，总部位于马尔康医学中心。该联队是美国空军在国家首都地区规划和实现空军与三军联勤医疗的唯一医疗力量，是华盛顿特区空军最大的联队，也是空军的第二支医疗联队，还是大西洋战区空中医疗后送运输机运送伤病员的东海岸枢纽。联队的使命是协助航空航天远征军（AEF）进行前线部署、本土作战和支援首都地区联合行动组织、培训、装备并提供医疗力量，负责为总统、国会、联合部队及空军人员特殊空运任务提供医疗保障。2017 年 6 月，该联队被撤销，其人员、装备并入第 11 医疗大队（位于马里兰的安德鲁斯联合空军基地）。

（二）59MDW

59MDW 是美国空军最大的医疗联队，也是美国圣安东尼奥空军联合基地（JBSA）的职能医疗司令部，由圣安东尼奥的 7 个医疗大队组成，3 个位于维尔福得会堂急救外科中心（WHASC）；第 959 医疗大队位于 JBSA 山姆休斯顿堡；第 59 培训大队是该联队最新的大队，成立于 2016 年 1 月 4 日，也位于 JBSA 山姆休斯顿堡；第 359 和 559 医疗大队分别位于圣安东尼奥联合基地兰多夫和圣安东尼奥联合基地——拉克兰。59MDW 有 2.71 亿美元的预算，拥有包括军人、文职和合同工在内的约 8 000 名员工。59MDW 是重症空运医疗队（CCATT）的大本营，管理超过 118 个现役、国民警卫队和后备役队。该联队拥有国防部最大的献血中心、军人屈光手术中心和体外生命支持（ECLS）中心，其中 ECLS 具有世界上唯一的全球性交通方案，可为符合资格且患有严重心肺衰竭的成人、婴儿、儿童等提供部分心肺旁路治疗。该医疗联队也拥有国防部最好的牙科设施，也是空军唯一的牙科大队。牙科大队每年考核约 36 000 名基础军事学员和 28 000 名技术培训学生。此外，其还是美国空军唯一生产尺寸精确的医疗模型和颅面假体的立体和建模实验室，这为先天或后天患有头部和颈部区域缺陷的患者提供了康复支持。

（三）711HPW

详见第一节。

二、我国航空医学医疗机构

（一）医院

主要为空军特色医学中心和各战区空军医院。空军特色医学中心位于北京市海淀区，前身为空军总医院和空军航空医学研究所，上级单位为空军军医大学，是空军最高的医疗保障机构；展开床位 1 080 张，编设科室 50 个；主要任务是负责体系部队伤病员的门诊、住院治疗和师以上干部的保健，飞行人员的医学选拔、航空性疾病矫治、健康鉴定和临床医学理论与应用研究以及基层部队卫生人员继续教育和临床医学科研等工作。各战区空军医院隶属于各战区空军，主要负责各战区体系部队伤病员的门诊、住院治疗，飞行人员的伤病矫治；通常展开床位 800 张左右。

（二）航医室

航空兵旅（团）司令部设航医室，编有航医主任和航空军医，行政方面受旅（团）司令部首长领导，业务方面接受航空兵旅卫生主任和场站医院（卫生队）领导的指导。航医室负责本旅（团）飞行人员的卫勤保障，特别是飞行卫勤保障。

（三）民航医学中心（民航总医院）

1977 年 11 月 17 日，中央军委批准筹建民航北京医院，建址于北京市朝阳区东部朝阳路旁，该医院于 1996 年升级成为中国民用航空总医院，并于 2002 年再次更名为民航总医院。2007 年 1 月 25 日，民航总医院和北京大学部签约共建北京大学民航临床医学院，承担着北京大学医学部心血管内科硕士研究生培养以及临床医学专业留学生、本科生的教学和临床实习工作。同期，为加强民用航空医学研究和对民航行政机构航空卫生部门的技术支持，2005 年 6 月，民航总局正式成立民用航空医学中心。2010 年，民用航空医学中心同民航总医院合并，实行一个机构两个牌子，合并后机构名称为中国民用航空局民用航空医学中心（民航总医院），下设临床医学部、民用航空医学研究所、民用航空人员体检鉴定所和航空医学系培训部，是一所科室齐全，设备先进，服务优良，集医、教、研、防于一体，具有航空医学特色的三级综合医院，也是全国民航唯一一所三级医院，不仅承担民航系统干部职工的医疗、保健、健康检查和航空疾病的研究工作，同时也积极承担北京市企事业单位和周边社区广大群众的医疗服务工作。医院现有床位 430 张，职工 800 余人，其中高级技术人员 57 人；设有临床及医技科室 31 个，年门诊量达 50 余万人次。医院拥有许多国内外一流水平的医疗仪器设备，如超高档全身螺旋 CT 机、国内第一台 SPECT、亚太地区第一台 AVLOMIN16 血气分析仪、国内第一台数字化血管减影机、高低压高低温复合舱、国内第一台 LCS-3000 型深度冷冻治癌机、数字化多功能 X 线机（800 mA）和彩色多普勒超王心动仪等大型设备。

第四节　航空医学管理机构

一、国外航空医学管理机构

美国空军航空医学职权部门是专业管理航空医学事务的最高权力部门，担任统筹、协调各类航空医学事务，制定相应法律法规，审核批准专业标准，宏观管理航空医学研究、飞行相关的临床检查鉴定、飞行资质审批和人员培训等职责。航医总监（Flight Surgeon General）及其附属办公室在西方国家军事航空医学管理中承担着重要的管理角色。北约国家航空医学管理采用的就是航医总监管理体系，其中比较典型者可见于美国和德国，如美军是依托基地或机场实施管理（见图 1）。

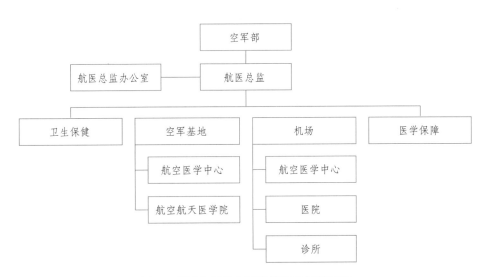

图 1　美国空军航空医学管理及保障机构

在整个机构体系中，空军航医总监分层次管理管理性事务和基层航卫保障事务，美国海军、陆军及预备役部队都采用相似的保障体系结构。美国空军航空卫生保障管理（指挥）最高机构——空军军医总署由军事部门管辖，作为作战体系要素隶属于空军参谋部，空军军医总监直接向空军部长、国防部卫生助理部长提供参考性建议。该模式的保障体制便于平时训练管理和战时机动伴随保障，有效提高包括航卫保障在内的卫勤保障。

美国空军军医总署（卫生部）下设两个部门，即空军医学作战局（Air Force Medical Operations Agency,AFMOA）和空军卫勤保障局（Air Force Medical Support Agency,

AFMSA），该总署不但有军医总监的职位，在每个一级司令部下面还设有类似军医总监的职位，称为 command surgeon，即指挥军医，其职责是领导总军医办公室开展卫勤工作。

1. AFMOA

AFMOA 位于得克萨斯州圣安东尼奥港，常见合作伙伴有美国国防部助理秘书长（卫生事务）、美国空军部长、美国空军参谋长和美国退伍军人事务部；主要职能是对空军医疗机构政策的执行进行监督，并保障经费的使用效率，负责监管空军军医总监对政策的执行，提升空军远征能力，支持医疗服务以及国家安全战略。AFMOA 为 75 个军事卫生机构和 10 个一级司令部提供专家咨询，确保各单位高效、现代化运行，其中以预防为主的医疗机构可为来自世界各地的 260 万受益者提供服务。AFMOA 不仅可为 43 131 名医疗保健专业人士提供临床资金支持，确保每天 660 万的门诊量和 13 3500 个床位的运转，还可为空军、军医总监和一级司令部的指挥军医提供临床和人群健康数据分析。

2.AFMSA

AFMSA 主要职能是制定空军医疗政策，研究与制定发展规划，在医疗力量管理方面为美国空军军医总监提供全面的咨询服务，为地面和空中远征医疗队提供业务保障，为全球、国土安全、部队健康防护、医疗、牙科勤务、航空航天医学作业及医疗保障功能等方面提供服务。AFMSA 为现代化医疗功能提供可行的政策和方案，以满足部队业务、迎接平时保健的关键挑战，并通过联合作战部队获取最先进的技术解决方案。该机构通过规划、方案编写、预算、执行系统充分支持战略举措，保障全球医疗能力和国家安全战略。

许多北约国家设立航医总监体制的目的在于确保航空医学保障的协调和提高执行效能，如德军航空医学管理体系以航空医学研究所为重要核心，受航医总监直接领导（见图 2）。航空医学研究所不仅是德国航空医学鉴定的最高学术权力机构，还兼备向航医总监提供最高决策的科学依据的职能，而且其还具有确定医学保障任务走向的职能——决定飞行人员健康鉴定医疗程序和就诊医学机构的作用。德军体系的另一个特点是注重建立和基层航医的密切联系，业务方面直接指导基层航医的工作。整个航空医学保障体系是在部队医学保障联勤体制的基础上建立。

部分国家空军航空医学保障体系隶属于国防部下设的后勤体系，如西班牙空军的航空医学保障体系即由国防部下属的副国务秘书分管医学后勤部和医院，而航空医学中心则隶属医学后勤部的领导。2000 年后，西班牙空军航空医学中心及原空军医院都归属联勤体制统一管理。土耳其航空医学中心隶属于空军后勤部管理。

可能与招飞和征兵职能有关，部分国家航空医学保障体系隶属于空军人事部，如葡萄牙航空医学中心，但其行政管理依托于空军第 6 基地，而基地内包括航空医学中心、空军医院、心理研究中心、空军卫生学院、空军征兵中心和空军军事及技术培训中心等部门。这些职能部门构成了完整的航空医学保障体系。

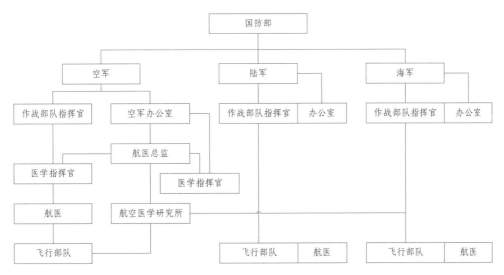

图 2 德军的航空医学管理及保障体系

二、我国航空医学管理机构

（一）军事航空医学管理机构

中国人民解放军空军后勤部卫生局是空军卫生工作的最高管理机构，行政方面隶属于空军后勤部，业务方面受军委后勤保障部卫生局指导。空军后勤部卫生局机关下设航空卫生处、医疗管理处，主要职责是贯彻落实总部和空军有关卫生工作的指示要求，组织、指导空军部队卫勤，尤其是航空卫生保障工作。

（二）民用航空医学管理机构

中国民用航空局简称中国民航局，在 1987 年以前主要承担中国民航的运营职能。2008 年 3 月，原中国民用航空总局由国务院直属机构降格为国务院部委管理的国家局，同时更名为中国民用航空局，现由交通运输部管理。根据《中国民用航空局主要职责内设机构和人员编制规定》《中国民用航空地区行政机构职能配置、机构设置和人员编制规定》，中国民航局下设以下机构，即内设机构、地区管理局、驻外机构和直属机构，其中内设机构为副司局级，包括综合司、政策法规司、财务司、国际司（港澳台办公室）、飞行标准司、机场司、公安局、全国民航工会、航空安全办公室、发展计划司、人事科教司、运输司、航空器适航审定司、空管行业管理办公室、直属机关党委（思想政治工作办公室）和离退休干部局 16 个部门；各地区管理局均为正司局级，包括华北、华东、东北、中南、西南、西北和新疆 7 个地区管理局；驻外机构为中华人民共和国常驻国际民航组织理事会代表处；直属机构包括直属事业单位（空中交通管理局、机关服务局和第二研究所等）、直属高等学校（中国民航大学、中国民航飞行学院和中国民航管理干部学院等）和直属企业单位（北京首都国际机场股份有限公司、中国民航报社有限公司和中国民航出版社有限公司）。主要职责如下：①提出民航行业发展战略和中长期规划，与综合运输体系相关的专项规划建议，按规定拟订民航有关规划和年度计划并组织实施和监督检查；起草相关法律法规草案、规章草案、政策和标准，推进民航行业体制改革工作。②承担民航飞行安全和地面安全监管责任；负责民用航空器运营人、航空人员训练机构、民用航空产品及维修单位的审定和监督检查；负责危险品航空运输监管、民用航空器国籍登记和运行评审工作；负责机场飞行程序和运行最低标准监督管理工作，承担民航航空人员资格和民用航空卫生监督管理工作。③负责民航空中交通管理工作，编制民航空域规划，负责民航航路的建设和管理及民航通信导航监视、航行情报、航空气象的监督管理。④承担民航空防安全监管责任。⑤拟订民用航空器事故及事故症候标准，按规定调查处理民用航空器事故；组织协调民航突发事件应急处置及重大航空运输和通用航空任务，承担国防动员有关工作。⑥负责民航机场建设和安全运行的监督管理及民用机场的场址、总体规划、工程设计审批和使用许可管理工作，承担民用机场的环境保护、土地使用、净空保护有关管理工作，负责民航专业工程质量的监督管理。⑦承担航空运输和通用航空市场监管责任；监督检查民航运输服务标准及质量，维护航空消费者权益，负责航空运输和通用航空活动有关许可管理工作。⑧拟订民航行业价格、收费政策并监督实施，提出民航行业财税等政策建议；按规定权限负责民航建设项目的投资和管理，审核（审批）购租民用航空器的申请；监测民航行业经济效益和运行情况，负责民航行业统计工作。⑨组织民航重大科技项目开发与应用，推进信息化建设；指导民航行业人力资源开发、科技、教育培训和节能减排工作。⑩负责民航国际合作与外事工作，维护国家航空权益，开展与港澳台的交流与合作。⑪管理民航地区行政机构、直属公安机构和空中警察队伍。⑫承办国务院及交通运输部交办的其他事项。

（张晓丽　张莉莉　贾晨曦　编写）

第三章

航空医学主要研究设备

航空医学主要研究设备包括航空卫生保障专用装备、空运救护装备和空降空投卫生装备等，其中航空卫生保障专用装备包括飞行人（学）员体检及健康鉴定卫生装备、飞行保障装备和飞行人员救护卫生装备。在《中国军事百科全书（第二版）后勤装备学科分册》中，航空卫生保障专用装备分为航空生理心理检测与训练装备、飞行员医疗救治装备、飞行员遇险急救装备和机载救护装备。根据目前航空卫生保障专用装备功能集成化的特点，结合上述分类方法，综合装备的主要功能、用途和勤务定位，将航空卫生保障专用装备分为如下 6 类。

1. 航空环境模拟装备

该装备指用于模拟航空飞行活动中缺氧、低气压、迅速减压、加速度、飞行错觉等因素对人体影响的装备，是航空医学研究、飞行员航空医学鉴定、训练的主要装备，如低压舱、载人离心机、弹射训练装置、空间定向障碍模拟器等。

2. 飞行人员生理状态检（监）测装备

该装备指用于飞行人员重要生理状态参数的检（监）测的装备，是航卫保障人员了解飞行人员空中、地面身体状况，睡眠情况和飞行前生理状态变化，为飞行把关提供依据的主要装备，如飞行人员飞行状态生理参数记录检测仪、飞行人员睡眠状态生理参数记录检测仪、飞行前体温脉搏呼吸血压快速测量仪等。

3. 飞行人员特殊生理功能检查与训练装备

该装备指用于飞行人员前庭功能、特殊视觉功能、抗荷等特殊生理功能检测、鉴定和训练的装备，如飞行员特殊视觉功能检查设备、飞行员抗荷抗缺氧抗错觉能力检测仪、飞行员前庭功能检查设备、飞行员专用倾斜床等。

4. 飞行人（学）员心理选拔、检测与训练装备

该装备指用于飞行学员、高性能战斗机飞行员和试飞员的心理选拔、心理检测及心理训练的装备（含系统或测试平台），也包括飞行疲劳的检测和飞行疲劳恢复装备，如基于模拟飞行的心理选拔系统、飞行员心理训练一体化平台、飞行疲劳快速检测仪、多功能理疗仪器、生物反馈治疗仪等。

5. 遇险飞行人员救护装备

该装备指用于战斗机迫降或失事后飞行员的综合营救装备，如飞行员遇险救护装备、

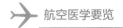

搜救直升机医疗救护设备、外场急救箱等。

6. 空运后送救护装备

该装备指用于平、战时伤病员空中后送和途中紧急救治（监护、紧急救治手术和生命支持）以及着陆后地面伤病员早期治疗的伤病员固定装置、医疗仪器、设备以及医疗信息与通信等设备模块。由于伤病员的空中运输必须适应或满足航空物理环境影响的要求，结合空运后送卫生装备、空运医务人员及卫勤保障等多种因素，将空运后送救护装备列入航空卫生保障专用装备，如运输机机载医疗救护设备、运输机伤员后送附加装置等。

本章系统阐述了低压舱、载人离心机、弹射训练装置、空间定向障碍模拟器等航空环境模拟装置的结构与工作原理、功能和用途及使用要求，并对部队常用航空卫生专用器材进行简要概述，以期使读者能够对航空卫生保障装备有比较系统的了解，更好地利用这些装备对飞行人员实施航空卫生保障。

第一节 低压舱

低压舱是人工制造低气压、模拟高空低气压环境的大型设备，可用于对飞行人员、航天员、空投人员、高原作业人员等进行高空低压和缺氧耐力的检查、训练和研究，并对高空供氧装置的防护生理研究、防护性能鉴定等提供实验手段，按功能分为普通低压舱、低压低温舱、低压高温舱、爆炸减压舱、高压低压两用舱和高压低压低温多用舱。

一、结构与工作原理

常用的低压舱由舱体、动力（抽真空）系统、控制显示系统、氧气系统、通信系统、照明系统和生理参数监测系统等有关设备组成。

低压舱的工作原理可简单理解为通过调节抽气量与进气量的比例实施上升与下降，上升时抽气量大于进气量，停留时抽气量等于进气量，下降时抽气量小于进气量，原则是在模拟不同低气压条件的同时保证舱内充分的通气量。这里所述的上升高度是指气压高度，如上升 5 000 m，是将舱内的气压降到高空 5 000 m 的气压值。

（一）舱体

依据功能要求，舱体的设计有较大的区别。原航空医学研究所研制的低压舱的舱体采用外承压、内加强盒形圆角结构，因此在壳体的结构设计方面，必须从外形、选材、制造工艺等多方面确保壳体的安全性、可靠性、有效性与经济性。由于该低压舱包括了低压低温和迅速减压功能，因此舱的壳体结构不但要承受外压，同时还要承受爆破试验的瞬间冲击力，对减压舱各个部件的强度有较高的要求。

为满足壳体外承压强度及低温环境的使用要求，通过应力校核分析，采用 12 mm 厚的 16 MnDR 板材加工，并在壳体内侧焊接 T 字型网状加强筋增加壳体的承压能力。

（二）动力系统

动力系统也可简单地称为抽真空系统，其是用来获得一定真空度的抽气系统，最重要的性能参数是其所能获得的极限真空度和对舱室的有效抽速。由于低压舱的功能不同，舱室设计高度不同，容积不同，因此真空机组应在满足不同舱室要求的同时，合理搭配使用，以确保较佳的功效和经济性。抽真空系统由控制阀件、真空机组、管道、附件等组成。

（三）控制显示系统

控制显示系统主要由通气管道、控制调节阀及操作监控台等设备组成，通气管道将舱体和真空泵连接在一起，舱内抽气量与进气量由安装在操纵台上的控制调节阀门控制，监控设备可指示有关仪表、设备的运行情况。

控制系统依据设计要求分为低压低温减压舱环境控制系统、低压高温舱高温控制系统、辐射热系统和风冷系统、液冷系统。

（四）氧气系统

氧气系统能够为低压舱内的有关人员提供不同生理需求的氧气，最大限度地保证舱内人员的用氧安全。氧气系统采用飞机上的供氧装备，要与飞行员供氧面罩、防护头盔、代偿服等个体防护装备配合使用。

（五）通信系统

通信系统用于研究人员或医生与舱内被试者或飞行员进行通信联络，是试验过程中舱内人员、舱外工作人员、机房人员进行语音通信联络的设备。

通信系统根据试验舱功能要求分为满足舱外工作人员相互通话的外话系统和满足工程师工作台工作人员、各指挥台工作人员、舱内试验人员间相互通话的内话系统。

（六）照明系统

照明系统是用于给舱内实验人员提供一定的照明亮度的系统。

（七）生理参数监测系统

生理参数监测系统用于在低气压舱内人员生理参数的记录和监测，生理参数主要包括心电图、血氧饱和度、脑电图和血压等。

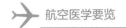

二、功能与用途

在航空医学范畴内，低压舱具有重要的应用价值，是航空医学实验研究、飞行人员高空生理检查与训练以及航空供氧装备试验鉴定必不可少的设备，其主要用途有以下几个方面。

（一）航空医学科学实验研究

利用低压舱的高空环境模拟功能，研究高空低压缺氧环境因素对动物或人体各系统生理的影响，探讨低压、气压变换与缺氧对机体的损伤机制，从而确定高空供氧防护生理学要求，研究制订氧气系统和飞行员个体防护装备的工程设计参数，制订飞行员航空飞行卫生保障措施。

（二）飞行人员高空生理检查与鉴定

高空生理检查是飞行人员、高空空投人员的职业体格检查和医学鉴定不可缺少的项目，一般用低压舱进行低压和缺氧耐力检查，主要的检查项目有 5 000 m 缺氧耐力检查、高空耐力检查及耳气压功能检查等。

（三）飞行员高空生理训练

飞行员高空生理训练是指使用低压舱、迅速减压舱等航空环境模拟装备模拟高空低压缺氧环境和座舱迅速减压过程，使飞行人员体验高空低气压、缺氧、压力迅速变化等对人体生理心理的影响，掌握加压呼吸的动作要领，熟悉供氧防护装备的性能和使用方法，增强对高空缺氧、迅速减压等危险情况的判断和处置能力。飞行员高空生理训练对于提高飞行人员高空环境适应和处置能力，保证飞行安全具有重要的作用。

（四）航空供氧防护装备防护性能鉴定

利用低压舱的高空低压环境模拟功能可在地面实验室条件下对飞机供氧系统、飞行员个体防护装备等生命保障装备的性能、质量进行检验和鉴定，确保符合飞行安全设计指标要求，主要用于实验验证高空设备、仪表或物品的低气压性能，如航空氧气装备的调节性能，头盔和氧气面罩的呼吸防护性能，飞行员高空代偿服装的代偿性能，机载制氧设备的制氧性能以及机载高空救生物品、机载显控与操纵设备和三防洗消物品等的低气压性能等。

（五）其他应用

利用低压缺氧因素，研究和实施低压医学治疗和保健措施，如研究低氧放疗技术，低压治疗支气管哮喘、过敏性鼻炎技术、低气压保健等。

三、其他专用低压舱简介

（一）低压低温训练舱

低压低温训练舱是用于模拟高空低气压、低温和增压座舱突然减压等大气环境的试验装备。原空军航空医学研究所研制的低压低温训练舱分为两个舱室，较大舱室为低压训练舱，用于飞行员高空环境下的生理体验、检查和训练；较小舱室为低压低温减压舱，用于各类飞机氧气装备在高空低压、低温及迅速减压（座舱玻璃爆破）环境下的生理试验鉴定。两舱室之间有两扇不同开向的门，当中间门关闭时可作为两个舱独立使用，当中间门打开时可作为一个舱使用。

（二）迅速减压舱

迅速减压舱是用于模拟座舱玻璃破裂后，飞机增压座舱与外界低气压环境迅速达到平衡的试验装备。迅速减压舱可用于研究人体在迅速减压情况下的生理反应，验证航空供氧装备的防护性能，或用于训练飞行人员、宇航员或高空作业人员的适应能力。

（三）低压高温舱

低压高温舱是用于模拟低压温度环境的试验装备，可用于进行高温环境条件下的人机环境工效学研究。

第二节　载人离心机

载人离心机也称人体离心机，是地面模拟航空航天活动中持续性加速度环境的专用卫生保障装备，主要用于加速度生理研究、加速度耐力检查与评定、抗荷生理训练和抗荷装备生理鉴定等。载人离心机诞生至今已有 200 多年的历史。目前，世界上具有一定规模空军的国家都拥有载人离心机，其性能的高低已经成为衡量一个国家军事航空医学研究水平的重要标志。现代高性能载人离心机与飞行模拟技术相结合，通过闭环控制实现动态飞行模拟（DFS）功能，是发达国家空军开展空战飞行模拟训练的骨干装备。

一、结构与工作原理

现代大型高性能载人离心机一般由动力/驱动系统、机械结构系统、座舱（吊篮）系统和控制系统等组成。离心机的工作原理是当离心机主臂绕固定轴旋转时产生的惯性离心力提供可变重力场，以模拟飞机机动飞行和飞船起飞、返回阶段出现的持续性加速度环境。通过调整被试者体位可使其受到不同轴向的加速度作用，通过调整控制系统可产生不同 G 值、G 增长率和作用时间的加速度，通过控制二自由度座舱在高过载环境下的滚转和俯仰运动可产生复合加速度，使被试者同时受到两个以上轴向加速度的复合作用。

（一）动力/驱动系统

动力/驱动系统主要包括主驱动电机及制动装置、主驱动配电设备、座舱滚转/俯仰驱动电机等部件，主要作用是为载人离心机主臂和座舱旋转提供动力。

主驱动电机的功能是为离心机主臂旋转提供动力，以满足加速度值和加速度增长率等关键性能指标要求。主驱动电机的安装连接形式分为直接驱动和间接驱动两种，直接驱动是指驱动转子的主轴直接或通过联轴器等机械形式和离心机主臂轴相连，特点是驱动电机提供力矩输出的延迟时间短，适宜提供较高的加速度增长率和较大的力矩输出，现代离心机上多采用这种方式；间接驱动是指驱动电机通过减速箱与离心机的主臂轴相连，特点是形式简单，但因经过齿轮箱减速，不利于离心机加速度的快速增长和下降。主驱动制动装置多采用摩擦耗能的形式消耗离心机的动能，使离心机能够按照规定的下降曲线停下来。

主驱动配电设备包括高压配电柜和变压器，主要作用是为离心机供电系统与当地电网连接提供界面，并将当地供电电压转换成主驱动运行所需的工作电压，同时保护当地电网不受负载的冲击。

座舱滚转/俯仰驱动电机的主要作用是为座舱的滚转和俯仰运动提供动力，通过定量、精确控制二自由度座舱的滚转和俯仰运动模拟产生复合加速度。

（二）机械结构系统

机械结构系统主要包括传动链、主臂和万向架等部件，是载人离心机的主体部件。

传动链由基座、轴承、联轴器、主轴等组成，主要作用是将主驱动电机的扭矩传输给主臂系统，并在机械结构上保护主臂系统不受过大应力的损害。

主臂是离心机围绕主轴旋转的结构部件，大多是由高强度钢制成的焊接钢梁结构，其一端通过滚转系统适配连接器连接座舱万向架系统，另一端装配一组质量很大的钢块作为配重，用以平衡座舱重量。

主臂半径是指离心机旋转中心到座舱滚转轴中心的距离。因为其直接反映了离心机的规模而成为最受人关注的一个基本参数。历史上，离心机半径多采用 3.3 m ～ 16.5 m，一般为 6 ～ 9 m，多数采用 8 m 左右的半径。半径越大，角加速度和科里奥利加速度的影响越小，沿被试者身体纵向各部分的 G 梯度也越小；但半径越长，结构就越庞大，所需要的动力和建造费用就越大。

万向架系统是支撑座舱进行滚转和俯仰运动的系统，包括滚转和俯仰两部分。滚转系统由滚转环、滚转轴、滚转轴承、滚转驱动和制动、滑环等组成，借助于滚转驱动电机实现座舱的滚转运动。俯仰系统承载着座舱平台，并通过俯仰轴和轴承与滚转环连接在一起。

（三）座舱系统

座舱系统装设在主臂远端，其内部设备主要包括座椅及面罩、抗荷服等连接装置，平显、下显等仪表显示系统，驾驶杆、油门杆、脚蹬等操纵控制单元，视景系统，视频监视系统，音频模拟与通信系统，生理指标医学监护系统，压缩空气和供氧系统以及座舱通风、照明装置等。

座椅尺寸设计参考飞行员人体相关尺寸，并具备椅面高度和椅背角度调节功能，但无论如何调整，都要始终保证飞行员的头部处于滚转轴和俯仰轴的交汇处（眼水平座舱）。

仪表显示和操纵控制单元的外形尺寸、座舱布局及其显示信息、力学特征等模拟某型飞机的构型。部分离心机的座舱或内部结构可以更换，以模拟不同的机型。

视景系统是为飞行员提供视觉刺激的信息源，包括视景成像系统、视景显示数据库、协调视景与运动感觉计算机等。研究应用对视景的要求相对简单，而飞行模拟应用则根据不同任务需要对视景系统的品质要求更高。

医学监护系统生理监测指标通常包括心率、血压、脉搏、血氧饱和度、呼吸、心电图、脑电图、肌电图、眼震电图、体温等参数。

座舱性能要求主要包括自由度、运动范围、座舱容积和承载能力等。早期的单自由度座舱只能进行滚转运动，即通过主臂旋转带动远端的座舱产生所谓的"自由甩"运动，多为不可控过程。现代载人离心机普遍使用二自由度运动座舱，采用计算机主动控制万向架系统使座舱既能进行滚转也可以进行俯仰运动，运动范围一般均为 ±360°。座舱载重量为 100 ～ 3 200 kg，部分大型舱体可仿照飞船座舱布局布置 1 ～ 3 个座位。部分离心机可根据不同需要配备 2 ～ 3 个可互换的座舱，分别用于研究、训练或设备测试等不同目的。视景系统的视角通常达到了 120°×70°。由于采用座舱滚转和俯仰轴通过"心水平"的方式会产生较大的前庭刺激反应，因此现代离心机多采用经过"眼水平"的方式定位座舱滚转和俯仰轴的位置。部分座舱还可以调温（0 ～ 70 ℃）、调压（海平面至相当于15 000 m 高度）和模拟振动、噪声等环境。

（四）控制系统

控制系统主要功能是控制和管理载人离心机运行，主要包括离心机控制台（工作站）、计算机与网络系统、运行数据采集记录系统、安全监测及应急停机系统等。

控制台由承担不同工作任务的工作站组成，主要包括工程工作站、医学工作站、记录工作站和动态飞行模拟 / 训练工作站，主要作用是控制离心机运行、监视各系统状况、监视监测飞行员生理状态、进行通信联络、记录各种运行参数等，是监控人员与离心机系统人－机对话的窗口。离心机的运行控制分为控制台手动控制、计算机预编程控制、飞行员主动控制（闭环控制）和动态飞行模拟控制等模式。

计算机系统按照功能分为控制计算机、数据管理计算机、用户界面计算机、视景计算机、仪表计算机、飞行模拟计算机等。

最大加速度值和增长率是离心机的主要性能参数，指的是作用于被试者头－足向的加速度值（+Gz）。离心机最大加速度值也决定着离心机的"规模"。一方面，加速度值大小直接决定所需提供动力的大小；另一方面，加速度值的大小还决定离心机的结构强度，进而间接影响离心机结构和动力需求。现代高性能载人离心机的最大加速度值一般都达到了 15 g，最大增长率大都位于 6 ～ 10 g/s 之间。另外，对加速度值和增长率的绝对或相对精度以及胸背向（前后，±Gx）和侧向（左右，±Gy）的加速度参数也有相应的要求。

安全监测及应急停机系统的主要作用是监测各系统的运行状况，一旦监测到任何系统的故障状态则立即启动紧急停机系统。离心机安全防护分为软件防护、电子防护和机械防护三个等级，安全监测内容包括安全联锁系统状态监测、关键结构部件（如主臂等）应力监测、离心机非平衡监测、座舱平衡监测以及主驱动电机转速、主臂加速度和座舱坐标系中的 Gx、Gy、Gz 值等。在紧急停机过程中，要始终具备手动或自动启动紧急停机程序的能力。

二、功能与用途

现代高性能载人离心机的主要用途包括持续性加速度对人体的影响及其机制研究，飞行员、航天员选拔、医学鉴定和抗荷生理训练，持续性加速度和其他环境因素（如低气压、缺氧、温度、振动及噪声）复合作用的生理心理效应及其机制研究，飞行员、航天员抗荷服、航天服等个体防护装备和生命保障系统的试验与评价以及飞机、飞船用装备性能的评价、校验，开展动态飞行模拟训练等。

（一）加速度生理研究

1903 年飞机问世以后，载人离心机逐渐成为航空医学的研究工具，研究人员围绕加速度对心血管系统、呼吸系统、视觉功能、脑功能、肢体活动等功能的影响以及颈腰椎损伤、推拉效应、显示控制认知工效等问题开展了广泛的研究，特别是对加速度引起意识丧失（G-LOC）的发生机制、影响因素、症状表现及其发生发展过程进行了深入研究，为有效预防空中失能，避免机毁人亡的飞行事故奠定了理论基础。

（二）离心机高过载训练

载人离心机训练的主要目的是通过载人离心机进行高过载暴露，让飞行人员理解、感受加速度对人体生理功能、认知能力的影响和机制，在高过载条件下练习、完善抗荷动作技巧，熟悉抗荷装备的使用，达到提高抗荷耐力、增强战胜高载荷信心的目的。目前，各发达国家都将载人离心机训练作为航空医学训练必不可少的重要内容，建立了严格的规章制度，制定了完善的训练方案和训练标准，取得了巨大的军事效益。由于各国空军拥有高性能战斗机和载人离心机的具体情况不同，训练方法和评定标准等有所差异。

（三）G耐力选拔与评定

G耐力是指人体在高+Gz作用力下仍可保持视觉和意识的能力。G值越高，耐受时间越长，G耐力越好。人体的加速度耐力存在较大差异，耐力低下的飞行员不适宜驾驶高性能战斗机。载人离心机能够逼真模拟机动飞行中的加速度过载环境，是世界公认的开展飞行人员G耐力选拔与评定的最有效装备，各国利用载人离心机对G耐力终点判定指标、耐力评定标准、检查方法程序以及各种影响因素等开展了大量的研究，建立了适合本国情况的G耐力检查方法和评定标准。

（四）抗荷装备试验与评价

载人离心机能够在地面充分模拟高性能战斗机高过载、高过载增长率等加速度载荷极限环境条件，并具有安全、可控、可重复等特点，是各国研发新型抗荷装备和生命保障系统，开展装备防护性能测试和考核鉴定不可或缺的大型试验装备。抗荷装备抗荷性能试验包括离心机物理性能测试和离心机人体生理试验两部分，是装机应用前必须进行的试验验证项目。

（五）动态飞行模拟训练

飞行仿真技术、高保真座舱设计、人在环中（man-in-loop）闭环控制等先进技术的成功应用使载人离心机发展成为集三自由度运动模拟、视景仿真和座舱显控布局等功能于一体的动态飞行模拟器（DFS），有效扩展了离心机的应用领域，为载人离心机的发展注入了新的生命力。先进的动态飞行模拟器除了可以应用于加速度生理学研究、航空医学训练、加速度耐力选拔训练外，还可用于高载荷环境下的战术飞行模拟训练以及模拟空战战术、战法等研究。

第三节　空间定向障碍模拟器

空间定向障碍一般称飞行错觉，是指飞行员在飞行中对飞机和自身在由地平面和重力垂直线所构成的固定坐标系内的位置、运动和姿态的知觉错误，主要包括视性错觉和前庭性错觉。空间定向障碍模拟器可以在地面模拟、再现各种飞行错觉的发生环境与状态，为各种错觉发生条件、表现形式、发生机制等的科学研究提供基础条件，能够对飞行员的抗错觉能力进行评估鉴定，开展飞行错觉体验与对抗训练，以降低飞行错觉导致的飞行事故率。采用空间定向障碍模拟器开展飞行错觉问题研究、抗错觉能力选拔和训练已是目前各国空军的共识，美、英、德等许多国家的空军均将其列入军事航空医学科研、训练骨干装备体系。

一、结构与工作原理

空间定向障碍模拟器主要包括运动平台模拟系统、视景显示系统、飞行仪表显示系统、杆舵油门操作系统、飞行模拟仿真系统、医学信号检测系统、设备运行管理系统等 7 大系统组成，以原空军航空医学研究所的 AIRFOX-DISO 空间定向障碍模拟器为例，其运动平台模拟系统为具有 6 个自由度的运动平台，能模拟俯仰、滚转、偏航等飞行中主要运动方式；视景显示系统采用高度逼真的地理场景，包括高分辨率的典型地质结构和特殊海拔数据以及许多地面特征以进行有效的错觉模拟训练；飞行仪表显示系统包括固定翼飞机和旋翼飞机基本应用仪表，用于训练时监视飞机的状态和操作；杆舵油门操作系统能适用于固定翼飞机和旋翼飞机模拟的主要飞行控制系统，做到用户能感受实际操作控制的力量和动作；飞行模拟仿真系统能实现固定翼飞机和旋翼飞机的大部分飞行动作，这些动作可在一次飞行中联合使用，包括爬升 / 下降、筋斗、滚转、旋转、平飞、跃升、推拉、失速等；医学信号检测系统用于将受训者的医学数据从座舱传递到控制台。采集的医学数据可以包括心电信号、脑电信号、眼动图、血压、脉率及皮肤阻抗等，用于观察受训者的生理反应；设备运行管理系统包括数据记录管理系统和运行系统。数据记录管理系统能实时接收和保存系统数据，包括所有的技术数据、视频数据和在运行过程中使用的飞机模型的输出；运行系统能监控飞行错觉模拟器的运行，对硬件意外情况及时处理。

二、主要功能与用途

主要功能包括飞行错觉模拟演示、飞行员仪表视觉空间定向能力检测评估、飞行错觉识别控制训练、严重飞行错觉飞行员的医学鉴定；主要用途是向飞行员演示基本的前庭和视 - 前庭错觉，以显示暴露于三维环境的异常运动刺激下人体空间定向的功能和局限性，能向飞行员模拟和演示实际飞行中常见的几种飞行错觉现象和进行飞行错觉训练的设备，训练的目的是保持和改善飞行人员的情景意识。

三、空间定向障碍训练

（一）训练目的

通过在空间定向障碍模拟器进行错觉体验与抗错觉能力综合训练，体验各种前庭与视性错觉，加强座舱定向信息的获取与分析综合能力，提高在错觉场景下识别错觉并进行有效操纵的能力。

（二）训练科目

1. 地面错觉体验　包括 5 种前庭错觉（俯仰错觉、倾斜错觉、躯体旋动错觉、科里奥利错觉、墓地螺旋）、4 种视性错觉（黑洞进场、假天地线错觉、跑道错觉、自动运动性错觉）、其他根据飞行员需要订制的错觉。

2. 异常姿态恢复　由飞行指挥员操作飞机在云中等复杂气象条件下进入复杂状态，然后交由飞行员操作，判明飞机状态并改出。

（三）训练条件

空间定向障碍模拟器 DISO。

（四）训练内容与方法

1. 训练准备　打开座舱门，进入舱内，调整受训者的座椅位置，连接耳机，检查通信与信号传输，向受训者简介座舱仪表布局以及所有需要其操作的设备，告知受训者紧急状况下的处理办法，并系好座椅安全带，关闭座舱门。

2. 训练内容

（1）俯仰错觉：默认场景是阴天、云底低和能见度差、仪表视觉飞行状态，在起飞后受训者收回起落架与襟翼，应立即产生俯仰运动的错觉。

（2）倾斜错觉：在仪表视觉飞行状态下，受训者操作模拟器采用阈下滚转运动进入转弯，然后以相反方向的阈上滚转运动终止转弯改平，产生向一侧倾斜的错觉。

（3）躯体旋动错觉：座舱为暗舱环境，以 $5°/s^2$ 的角加速度加速旋转到 $60°/s^2$。当受训者感到不再旋转时，座舱以 $5°/s^2$ 的减速度降到 $0°/s^2$，此时受训者产生向相反方向的旋转感觉，但实际上其并未旋转。

（4）科里奥利错觉：座舱应该以 $0.2°/s^2$ 的加速度加速旋转到 $25°/s^2$，持续 1 min 后，让受训者上下动头，可产生滚转平面内的运动错觉。

（5）墓地螺旋：受训者通过降低盘旋速度进入下降旋转，在 20～30 秒后，受训者从云中下降旋转中恢复，即产生向相反方向盘旋的错觉。

（6）黑洞进场：默认场景是夜间无月亮，无星星，唯一的灯光是跑道轮廓灯。尽管跑道照明良好，但受训者只能看到跑道的轮廓。在进场时，受训者可能会对飞机的高度距离以及倾斜姿态产生错误判断。

（7）假天地线错觉：在起飞后，受训者控制模拟器爬升通过云层，进入云层后，控制台指挥人员调整云层倾斜度；离开云层后，受训者就会对天地线的识别产生错误。

（8）跑道错觉：在受训者进场飞行时，控制台指挥人员调整跑道坡度与宽度，受训

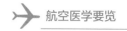

者就会对飞机的高度、距离、速度产生错误判断。

（9）自动运动性错觉：在暗舱中演示，让受训者一直注视正前方屏幕中心的一个投射光点，一定时间后，受训者就会产生光点运动的错觉。

（10）其他错觉：根据飞行需求进行订制的相应错觉。

（五）考核与评价方法

飞行员能体验并识别错觉，并能在错觉环境条件下准确完成特定的飞行任务即可达标。

第四节 弹射训练器

弹射训练器是采用压缩空气作为动力的地面模拟应急弹射装置，主要用于飞行员地面弹射训练，能使飞行员熟悉弹射程序、掌握操作技能、练习正确弹射姿势，达到提高弹射成功率的目的。大过载弹射训练器也可用于研究人体对弹射过载的生理反应，测定弹射系统的动态特性等。

一、结构与工作原理

弹射训练器主要由弹射架系统、飞行模拟系统、过载测量系统和控制台系统等组成，弹射架系统包括弹射导轨组件、基座组件、滑车、专用座椅、气动、停挂和复位系统、缓冲装置、刹车系统、导轨支撑机构、弹射起动机构、人体位置测量机构、角度测量器等，飞行模拟系统包括模拟座椅、飞行系统软件、虚拟仪表、操纵负荷和音响通信等组成，测量和记录系统包括弹射过载测量装置和记录系统。

二、主要功能与用途

（1）模拟特情进行被迫弹射跳伞训练，包括确认被迫跳伞时机训练、应急离机准备训练和弹射姿势与动作训练。

（2）大型弹射训练器还能够模拟 1～22 G 的向上弹射过载，满足开展 22 G 以下假人及 8 G 以下真人的弹射试验研究。其具备测量记录弹射加速度曲线功能，承载弹射座椅上配套的坐垫、救生物品及个体防护救生装备等进行 22 G 以下的弹射试验功能。

三、弹射训练程序及方法

（一）训练前准备

1. 人员准备

（1）理论教育：飞行员在开始地面弹射离机训练前，完成理论培训，使飞行员了解弹射救生及航空医学相关基础理论知识、弹射救生装备的组成与性能；详细了解弹射时人体生理、心理特点，弹射救生过程中的生物动力学因素及对人体的影响；掌握弹射时应该保持的正确姿势及意义等内容。

（2）体检：指挥员应向全体参训人员下达任务，包括训练（检查考核）的科目、内容、顺序、方法、注意事项和要求；应明确人员分工；确定参训人员和人数，对参加训练的人员严格把关，凡参加弹射训练者均应进行体格检查，训练前应拍脊柱X线片。一般而言，凡体检结论飞行合格者均可参加弹射训练。

（3）练习：讲解示范后组织被训飞行人员在座舱里原地预习，熟悉弹射姿势、动作要领，必要时可安排体验试弹。正确的弹射姿势是两脚收回放在座椅脚踏板上，两腿正直用力蹬紧，臀部尽量后移紧靠座椅，上身正直紧贴座椅靠背，头部正直紧靠头垫，下颏稍向内收，咬牙闭眼，全身肌肉紧缩。拉中央拉环弹射时，若是双环，则两手心相对用力向上提拉；若是单环，双手握环，两臂内合，用力向上提拉。保证姿势正确后，反复练习至动作准确后可进入弹射训练。

2. 仪器准备

训练前，对模拟器进行全面检查和试弹，应先进行"自检模式"的1～2次空椅弹射，用以检验各系统工作的准确性；储气罐内压力宜控制在0.20 MPa以下，以防止冲力过大，造成损坏；检查电路、气路是否正常，将气动炮上排气口防尘圈置于开启位置；将座椅安全带锁紧固定好；弹射导轨周围人员撤离2米以外；按弹射装置使用说明书和规定程序操作弹射。

（二）操作方法

1. 弹射体验和弹射姿势训练

通常教员担任指挥，掌握控制面板上的开关；协助飞行员坐上座椅，锁紧安全带，飞行员准备完毕，教员下达弹射口令，按规定程序操作，实施弹射。

2. 弹射离机程序和弹射离机反应能力训练（根据弹射模拟器功能选择是否进行训练）

飞行员坐上座椅锁紧安全带，操纵模拟器，按程序设置选择弹射时机，完成弹射前准备工作（如收油门、降速等），保证正确的弹射姿势，启动弹射，气动炮工作，座椅被弹出。

（三）训练后工作

训练后询问被训者有何不适，特别是与脊柱有关的反应，有条件时可测试呼吸、脉搏、血压、皮温和心电图，必要时送医院诊治；并将弹射训练时的身体情况记载到健康登记本内，按要求对训练效果进行考核评定。

（四）考核评定

一般将动作迅速、准确，姿势保持正确者评定为合格。对于有条件进行生理指标监测的训练，弹射前后生理指标变化较小，或随弹射次数的增加，生理指标变化逐渐变小者表明训练效果明显。

（五）注意事项

训练应由浅入深，循序渐进。通常先在座舱内练习弹射离机动作，后进行实际弹射；先进行小气压低 G 值的弹射，后逐渐加大气压，提高 G 值。

训练过程中应注意检查弹射者安全带固定情况以避免弹射时身体活动，提示受训者保持正确的弹射姿势，重点观察弹射者的精神和身体状态；询问其有何不适，特别是与脊柱有关的反应，必要时可终止训练。

（六）特殊情况处置

训练中如有面色苍白、出冷汗、动作失调、呼吸和脉搏增快等精神过度紧张者，应建议暂缓弹射；对有受伤可疑者进行检查，必要时送医院详细检查。

第五节　其他特殊生理功能检查与训练器材

一、飞行员抗荷抗缺氧能力检测仪

（一）概述

飞行员抗荷抗缺氧能力检测仪是以机载抗荷供氧装备为核心，计算机为主体，并集电子测量等技术为一体的飞行员专用地面检测设备，主要针对危及作训安全的高过载和高空缺氧两大航空医学问题，通过地面检测过载和耐缺氧能力，并施以科学的矫治，达到提高飞行员"两抗"能力，确保飞行安全的目的。仪器用于对飞行员进行下肢蹬力、抗荷正压呼吸动作、供氧代偿加压呼吸、低浓度氧耐力训练和检测，也可用于选配加压供氧面罩或密闭头盔时气密性检查。

（二）主要用途

1. 蹬力训练及检测

通过训练及定期考核，增强飞行员下肢肌肉的收缩力量及机体的代偿适应能力，提高对加速度的耐力。

2. 抗荷动作训练及检测

通过训练使飞行员掌握正确的抗荷动作要领,增强肌肉的收缩力量及加强机体的代偿适应能力,提高对加速度的耐力。

3. 抗荷正压呼吸训练及检测

使飞行员了解抗荷正压呼吸的抗荷机制,体验抗荷正压呼吸对人体的生理影响;掌握正确的抗荷正压呼吸动作要领,特别是掌握加压供氧时正确地进行呼吸的技巧,并通过多次训练养成习惯,提高对加速度的耐力。

4. 代偿加压呼吸训练及检测

使飞行员熟悉全套高空供氧系统的工作原理和正确使用方法,指导飞行员正确选配加压供氧装备;使飞行员体验加压呼吸,并掌握加压供氧时正确地进行呼吸的技巧,通过多次训练养成习惯,从而提高机体对加压供氧的耐力;检查飞行员是否掌握加压供氧时正确地进行呼吸的技巧,并对其加压呼吸耐力进行评定。

5. 低浓度氧耐力检测

通过呼吸 10.5%(或 7.7%)的低氧混合气(氮氧混合气)模拟 5 000 m(或 7 000 m)高空缺氧的环境,测定飞行员中(或重)度缺氧耐力是否良好,能否承担可能遇到的中度缺氧条件下的飞行任务;同时也使飞行员体验缺氧对人体的影响,提高飞行员对中(或重)度缺氧的应变能力。

二、错觉训练系统

(一)概述

错觉训练系统包括电动转椅和视 – 前庭错觉训练设备两部分,电动转椅采用微电脑控制及红外遥控技术,操作简单方便、灵活可靠;动力系统采用直流伺服驱动系统,运行平稳,精度高,噪声低。电动转椅主要用于前庭错觉体验性训练和前庭功能稳定性训练;视 – 前庭错觉训练设备将电动转椅放入圆筒屋内,其顶部固定一个可旋转的小笼(称其为视动笼),电动转椅、圆筒屋和视动笼有机结合形成具有视性、前庭性错觉的复合训练设备。

(二)主要用途

电动转椅是一种对宇航员、飞行人员、航海员、运动员等进行前庭功能检查、训练的专用设备。经多年实践证明,利用该设备能够筛查前庭功能不良人员,可以提高被训练人员的平衡能力,空间定位、定向及抗眩晕能力,并能够预测被训练人员从事特殊职业的能力等。

视 – 前庭错觉训练设备除可进行电动转椅具备的前庭性错觉体验训练和前庭功能稳

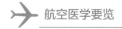

定性训练外，还可进行相对运动性错觉模拟训练和自动性错觉模拟训练。

三、飞行员前庭功能检查设备

（一）概述

飞行员前庭功能检查设备是集计算机虚拟光学、电子学等技术为一体的便携式前庭功能医学检查设备，主要由视频眼罩、电子学系统和计算机系统及应用软件组成。视频眼罩包括虚拟光学显示系统，眼球成像跟踪系统和相应的机械系统；电子学系统由两个瞳孔摄像机和双路视频采集卡等组成；计算机系统包括同步系统、图像处理系统、窗口跟踪系统、存储显示系统以及外设接口。应用软件由数据采集模块和数据分析模块组成，实现对眼动数据的采集和参数计算分析。其工作原理是通过视频眼罩内的视靶信号等各种刺激诱发一定的视、前庭眼动反射，通过对眼动的图像摄取和对眼动的各种参数进行自动测量分析，评定被检查者的前庭功能。

（二）主要用途

主要用于前庭功能检查，包括①自发性眼震检查、②凝视性眼震检查、③变位性眼震检查、④位置性眼震检查、⑤平稳跟踪试验、⑥扫视眼动检查、⑦视动性眼震检查等。检查目的是了解被测人员的前庭功能稳定性。

四、飞行人员飞行状态生理参数记录检测仪

（一）概述

飞行员飞行生理参数记录检测仪（以下简称生参仪）采用穿着式一体化结构设计，针对飞行特点对飞行员进行生理参数与过载值同步检测记录分析，为了解飞行员空中与飞行相关的身体状况提供了技术手段和评价依据。

（二）主要用途

生参仪作为专用装备，主要用于检测飞行中、地面训练中飞行人员的身体状况。通过空中心电图、胸部呼吸波、载荷值的检测，检查飞行员的心率、抗载荷中呼吸动作，利用载荷、心率和心率变异性（HRV）综合分析评估飞行员工作负荷。

1. 地面检查

地面检查主要用于①体检时发现飞行员心律失常，如期前收缩、心律不齐、心动过速、心动过缓、传导阻滞等，需要进一步明确；②飞行员主诉心悸、胸闷、胸痛等心脏不适症状；③飞行员睡眠打鼾、憋气症状明显者；④飞行员因心电图异常、心律失常或

睡眠呼吸暂停综合征地面观察，每月检查1～2次；⑤飞行员有心电图异常、心律失常或睡眠呼吸暂停综合征病史，恢复飞行每年检查1～2次；⑥航医认为有必要进行检查的其他情况。检查目的：①观察飞行前后、日常工作生活、体育锻炼、模拟器训练时动态心电图的变化，分析心脏节律、供血、心理生理储备能力和睡眠基本情况；②检查心血管自主神经系统调控能力，为评价抗载荷耐力和身体状况提供参考依据。

2. 空中监测

空中监测主要用于①地面检查发现飞行员偶发心脏期前收缩＜6次/分，不伴有心血管疾病；②地面检查发现飞行员睡眠中出现偶发的Ⅱ度窦房传导阻滞、Ⅱ度Ⅰ型房室传导阻滞、窦性停搏、窦性心动过缓心率＜30次/分，症状不明显，清醒时消失；③飞行员出现加速度灰视或黑视，或飞行中出现胸闷、心悸等症状；④飞行员因心电图异常、心律失常、空中晕厥住院治疗，或因伤病间断飞行时间超过半年，恢复飞行和首次进行特技飞行；⑤飞行员有心电图异常或心律失常病史恢复飞行，每年检查1～2次；⑥航医认为有必要进行空中检查的其他情况。检查的目的：①检查飞行阶段，特别是载荷过程中心率、心律、ST段的变化，分析心脏节律及供血情况；②观察载荷过程中心率对载荷值、载荷增长率、载荷持续时间的反应程度，分析飞行员高载荷阶段的机体代偿能力；③分析空中心率、HRV等指标与载荷参数变化的关联性，评估空中劳动负荷强度；④观察载荷阶段呼吸曲线的变化，特别是高载荷、有推拉动作时的呼吸控制状况，指导飞行员采用正确的抗荷呼吸动作，预防抗载荷耐力下降和推拉效应。

五、飞行员特殊视觉功能检查仪

（一）概述

飞行员特殊视觉功能检查仪（以下简称特殊视觉检查仪）是应用现代计算机技术、虚拟光学技术、光机电一体化技术和经典视觉生理理论研制的综合性自动检测评定飞行员视觉功能的装备，用以检测对比敏感度、快速暗适应、立体视觉、隐斜视等多项视觉功能。

（二）主要用途

特殊视觉检查仪主要用于检测对比敏感度、快速暗适应、立体视觉、隐斜视等特殊视觉功能，评价飞行员的视觉功能状态。

1. 对比敏感度检测

对比敏感度检测是在视角和对比度基础上测定人眼对不同空间频率图形的分辨能力，其与视力检测不同，视力检测是在黑白鲜明的高对比度条件下检测人眼的分辨能力；而对比敏感度检查是在背景复杂变换的条件下检测人眼对边界模糊、低对比度物体的分辨能力。飞行环境要求飞行员在茫茫云海低对比度条件下及时发现和识别目标物。因此，对比敏感度检测对飞行员而言十分重要。正常人眼的对比敏感度函数（CSF）呈带通型，显示在低和高空间频率（以 Hz/ 度表示）的对比敏感度下降，在中央空间频率的对比度最高（3 ～ 5 Hz/ 度）。

2. 立体视觉检测

立体视觉是人眼对周围物体的远近、凹凸和深浅程度的判断能力，与飞行员判断目标距离有着密切的关系。一般正常值为 5 分钟内依次逐渐达到 60″（60 秒角）。

3. 快速暗适应时间检测

光觉分为明适应与暗适应，前者是由暗处到亮处人眼的适应过程，后者是由亮处逐渐对暗光的适应过程。快速暗适应时间检测是在一段时间内测定视网膜刺激阈的变化情况，属于定量检测。暗适应是判断夜间视觉功能好坏的指标，是飞行员能否进入夜航的必查项目，快速暗适应时间正常标准为≤ 60 秒。

4. 隐斜视检查

隐斜视检查是检查双眼眼位是否正常的一种状态检测。人眼斜视状态若能应用融像能力调整眼位，使双眼在注视物体时保持正位，即具有双眼单视功能，并不表现为斜视。当遮盖一眼即破坏融像能力后，眼位偏斜者称为隐斜视。隐斜度数较高者在缺氧、视疲劳等情况下就有可能出现复视，将一个物体看成两个。隐斜度数超标者飞行不合格。招飞体检标准：内隐斜 8 △以上不合格，外隐斜 4 △以上不合格，上隐斜 1 △以上不合格。

（邓　略　周玉彬　李玉亮　编写）

第四章

航空航天医学专著及译著

开展高水平的航空医学科研创新工作离不开大量的国内外文献信息的支撑,而航空航天医学经典专著是非常重要的信息源。在航空航天医学专著中,国内由空军军医大学(原第四军医大学航空航天医学系)、空军特色医学中心(原空军航空医学研究所和空军总医院)等单位相继出版的《航空航天医学全书》《航空航天生理学》《航空航天心理学》《航空航天生物动力学》《航空供氧防护装备应用生理学》《航空救生学》《飞行事故医学》和《载人离心机及其应用》等专著全面系统地阐述了航空医学各个领域的最新研究成果,代表着我国航空医学专业发展的最高水平。国外由 Jeffrey R. Davisl, Robert Johnson, Jan Stepanek 主编的《Fundamentals of Aerospace Medicine》, David P. Gradwell, David J. Rainford 主编的《Ernsting's Aviation and Space Medicine》, Russell B.Rayman 主编的《Clinical Aviation Medicine》, Claus Curdt-Christiansen, Jorg Draeger, Jurgen Kriebel 主编的《Principles and Practice of Aviation Medicine》以及由 Nicholson 主编的《Practical Aviation Medicine》等航空医学专著已被多次出版,堪称航空航天医学专业的经典之作,这些经典的专业著作,每隔数年都会进行修订更新。专著中的理论、观点、技术及方法往往都是经过反复实践的,具有较高的权威性和指导性,极富学术参考价值。

随着我国与国外学术交流与合作的日益增进,越来越多的外版专著被引进和翻译出版。这些公开出版发行的译著和编著对我国航空医学工作者及时了解并掌握国外先进的科学技术知识和航空医学发展的动态以及国外先进的科研成果、理论和实践起着至关重要的作用。本章按照发表时间顺序汇总了 2020 年前国内外公开发表的与航空航天医学密切相关的专著、译著及编著,并对书中的内容进行了详细介绍,读者深入其中,一定会获益匪浅。

第一节　国内航空航天医学主要专著

一、《空军飞行员医学选拔：总论》

作者：吉保民，邹志康

出版社：科学出版社

出版时间：2020-09-01

页数：296 页

ISBN：9787030658241

内容简介

《空军飞行学员医学选拔：总论》共分十四章，系统阐述了飞行学员医学选拔工作。首先总结阐明了医学选拔的概念、内涵、发展历史及组织管理，重点介绍了飞行学员医学选拔初选、定选、复选的相关内容；同时介绍了与医学选拔紧密相关的心理选拔、政治考核、科学研究及高素质人才培养要求等内容；附录部分收录了我国空军招收飞行学员及飞行人员体格检查标准。此外，还特别列入了美、韩空军飞行人员医学标准。

二、《空军飞行学员医学选拔：眼科分册》

作者：田青

出版社：科学出版社

出版时间：2020-08-01

页数：242 页

ISBN：9787030657763

内容简介

《空军飞行学员医学选拔：眼科分册》共分十四章，主要阐述眼科体检中常见疾病症状与体征及流行病学，以眼科疾病的预后及转归为重点，为客观、准确评价眼科问题提供依据；诊断及鉴别诊断力求深入把握各种眼科疾病的特点，避免漏诊、误诊；航空医学考虑，结合航空环境特点及对视觉功能的影响，重在保障飞行安全；体检方法依据招飞体检标准，突出检查要点和易疏漏的注意事项，指导具体工作；图谱体现疾病特征，协助诊断和鉴别诊断。

三、《空军飞行学员医学选拔：超声诊断－检验－心电检测分册》

作者：刘淑萍，郝鹰

出版社：科学出版社

出版时间：2020-07-01

页数：263 页

ISBN：9787030656452

内容简介

《空军飞行学员医学选拔：超声诊断－检验－心电检测分册》共分三篇二十五章，包括超声诊断篇、检验篇、心电检测篇，主要介绍了航空医学选拔相关常见疾病的流行病学特点、诊断及鉴别诊断、体检方法、航空医学考虑等。该分册侧重于航空环境对疾病的影响，对飞行人员医学选拔过程中遇到的常见边缘问题的把握给予了直观的建议。

四、《空军飞行学员医学选拔：内科－神经精神科分册》

作者：陈雪涛，肖晓光

出版社：科学出版社

出版时间：2020－06－01

页数：144 页

ISBN：9787030566195

内容简介

《空军飞行学员医学选拔：内科－神经精神科分册》共分十章，以招收飞行学员医学选拔中内科和神经精神科常见疾病（异常）及相关症状、体征为主要内容，详细介绍了高血压、心脏杂音、肺部结节样病变、慢性胃炎、肾下垂、人工荨麻疹、晕厥等疾病（异常）的流行病学特点、病因与发病机制、诊断与鉴别诊断等内容，重点阐述了体检方法及航空医学考虑，对具有该病或病史的人员是否适合飞行及其原因进行了综合说明，以期为广大招飞工作者提供实践参考和理论依据。

五、《空军飞行学员医学选拔：外科－皮肤科分册》

作者：朱克顺，晋亮，厉晓杰

出版社：科学出版社

出版时间：2020－06－01

页数：203 页

ISBN：9787030653208

内容简介

《空军飞行学员医学选拔：外科－皮肤科分册》共分四十二章，包括骨科、普外科及皮肤科相关航空医学选拔常见病症，侧重于疾病与航空环境相关的内容，主要包括疾病的定义与流行病学规律、发病原因、疾病发展规律与飞行人员医学选拔、诊断与鉴别诊断、体检方法及航空医学考虑等。通过图谱展示，对在飞行人员医学选拔过程中遇到的常见边缘问题给予了直观的建议。

六、《空军飞行学员医学选拔：耳鼻咽喉科－口腔科分册》

作者：马晓莉，王枫

出版社：科学出版社

出版时间：2020－06－01

页数：343 页

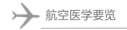

ISBN：9787030653154

内容简介

《空军飞行学员医学选拔：耳鼻咽喉科－口腔科分册》是空军飞行学员医学选拔丛书之一，全书共分四章，对常见病症从航空医学角度加以论述，并配以图谱。内容侧重于介绍疾病与航空环境的相互影响、流行病学、诊断和鉴别诊断及治疗预后情况。图谱部分对飞行人员医学选拔常见边缘问题的把握给予直观的建议。

七、《飞行空间定向障碍》

作者：李鸣皋，蒲放

出版社：清华大学出版社

出版时间：2019–11–01

页数：348 页

ISBN：9787302539438

内容简介

《飞行空间定向障碍》共分八章，系统介绍了空间定向障碍的概念与分类，空间定向障碍的发生机制与影响因素，空间定向障碍对抗能力测评技术，空间定向障碍的诱发、模拟体验以及对抗能力训练技术与策略等内容，并对航天飞行空间定向障碍的特点和规律进行了阐述。本书可供航空航天飞行医学保障与研究人员阅读参考，也可供航空航天飞行人员、指挥管理人员和工程技术人员阅读参考。

八、《航空装备英汉词典》

作者：张凯

出版社：中国海洋大学出版社

出版时间：2019–07–01

页数：402 页

ISBN：9787567018327

内容简介

《航空装备英汉词典》以航空词汇，尤其是航空军事装备的专业词汇和缩略语为主要内容，以编写人员长期翻译积累的词汇为基础，共收录词条近 4 万条。在编写的过程中，《航空装备英汉词典》力求能达到精确性、简易性和实用性的目的，切实满足目前我军航空装备使用和维护人员的工作需求。

九、《航空卫生保健与急救》

作者：何蔓莉，陈淑英

出版社：清华大学出版社

出版时间：2019-05-01

页　数：220 页

ISBN：9787302516767

内容简介

《航空卫生保健与急救》共分八章，从理论出发，结合实际操作，分航空卫生与保健（一～四章）、航空急救知识与方法（六～八章）两大方面进行编写，第五章介绍了与航空相关的卫生法规。航空卫生与保健主要从医学病理出发，介绍了航空生理基础知识、常见的航空性疾病及其预防、影响航空飞行的心理疾病及空勤人员的营养要求等相关知识。航空急救知识与方法则侧重实操，包含了机上旅客突发疾病的急救处理、航空飞行突发状况的现场急救以及空中意外应急救生措施等知识点。本教材以教育部空中乘务专业和中国民用航空局对空乘人员素质、能力的要求为指导思想，引入民航服务的最新知识成果，构建起完善的理论知识体系、技能训练体系和实际操作体系，具有系统性、专业性、实用性和创新性等特点。

十、《航空航天生物动力学》

作者：孙喜庆，张舒

出版社：第四军医大学出版社

出版时间：2019-01-01

页数：295 页

ISBN：9787566209351

内容简介

《航空航天生物动力学》共分为十四章，分为持续性加速度对人体的影响与防护、冲击性加速度对人体的影响与防护、失重对人体的影响与防护、噪声和振动对人体的影响与防护四个板块，主要内容体现了航空航天生物动力学研究的最新研究成果，增补了有关舰载机起降加速度对人体的影响与防护内容。本书可作为航空航天医学专业本科生和研究生的教科书，也可作为航空医师、航空临床工作者以及航空航天医学教学和科研工作者的重要参考书。本书对从事飞机设计、制造的工程技术人员、飞行人员、飞机乘务人员和航空旅客也具有参考价值。

十一、《航空航天医学基础》（新型军事医学人才培养创新教材）

作者：罗正学，余志斌

出版社：第四军医大学出版社

出版时间：2018-09-01

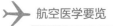

页数：548 页

ISBN：9787566209238

内容简介

《航空航天医学基础》为最新版本的航空航天医学教科书，全书共分三个部分，总共三十章。第一部分为特殊环境的影响及防护，第二部分为航空航天临床医学，第三部分为实施航空航天医学。本书以第四军医大学各研究室最新版教材以及《航空航天医学全书》为基础，整合国外发达国家的最新版教科书的新增内容，浓缩其精华编制而成，旨在方便学者快速了解航空航天医学的核心内容。

十二、《航空航天生理学》（第 2 版）（新型军事医学人才培养创新教材）

作者：余志斌，马进

出版社：第四军医大学出版社

出版时间：2018-09-01

页 数：364 页

ISBN：9787566209221

内容简介

《航空航天生理学》（第 2 版）是在张立藩教授主编的《航空生理学》（1978、1989）、马瑞山教授主编的《航空航天生理学》（1999）以及余志斌教授主编的第 1 版《航空航天生理学》（2008）的基础上综合国内外相关领域最新的、且形成共识的研究进展修编而成。本书对第 1 版章节顺序做出相应调整，使军事特色更加鲜明，重点更为突出，内容更加精炼，同时也兼顾民用航空的重要问题，可作为航空航天医学专业本科生和研究生的教科书与工具书，也可作为航空航天医务工作及航空航天医学教学和科研工作者的重要参考书。本书对从事飞行器设计、制造的工程技术人员、飞行人员和飞机乘务人员具有实用参考价值，对生理学与病理生理学的教学与科研工作也具有借鉴作用。

十三、《航空航天概论》

作者：郝红武

出版社：北京航空航天大学出版社

出版时间：2018-08-01

页数：300 页

ISBN：9787512427488

内容简介

《航空航天概论》系统介绍了航空航天科学技术的基本知识，以飞行器特点及其技术发展为主线，结合民航及通用航空，阐述航空航天基本概念、知识及原理，完整展现了航空航天及民用航空技术的成果及未来发展。全书共六章，分别介绍航空航天发展概况及飞行器的研制与生产、飞行原理、飞行器构造、飞行器动力装置、机载设备与飞行控制、大飞机及通用航空等方面的基本内容。书中内容浅显易懂、图文并茂，侧重基本概念、基本原理，并对应用技术、行业、产业相关知识进行适度介绍，是帮助读者了解航空航天应用技术的入门教材。本书可作为航空院校航空类本科专业基础课程教材或其他相关专业的通用教材，也可作为有关领域工程技术人员和广大航空航天爱好者的参考读物。

十四、《航空卫生保障专用设备》

作者：韩学平，刘保钢

出版社：蓝天出版社

出版时间：2017-07-01

页数：224 页

统一书号：145094.19

内容简介

《航空卫生保障专用设备》共分七章，按照航空环境模拟装备、飞行人员生理检测装备、飞行人员特殊生理功能检查与训练装备、飞行人（学）员心理选拔、检测与训练装备、遇险飞行人员救护装备和伤员后送装备顺序编写，书中所涉及的装备大部分通过机关组织的技术鉴定，列入我军后勤装备体制表，并配发部队或在部队小批量试用。本书对每种装备均从工作原理、基本性能、主要功能、使用方法等方面进行了系统、完整地描述，为航空医学工作者提供了有价值的参考。

十五、《飞行人员常见病诊治及鉴定》

作者：刘红巾，黄美良

出版社：人民卫生出版社

出版时间：2017-07-01

页数：281 页

ISBN：9787117244763

内容简介

《飞行人员常见病诊治及鉴定》共分五章，主要内容是关于飞行人（学）员年度大体检和《飞行人员健康登记本》中的 5 个必查学科，即神经精神科、内科、外科、眼科、耳鼻喉科近年来进展较快的疾病诊治特点及航空医学鉴定原则。所有章节均是空军总医院住院飞行人员疾病的诊、治、鉴定的总结和提炼。本书追求理论和实践的先进性和实用性，每章节均结合实际病例，其中诊治按国内外新指南结合航空医学特色进行，鉴定

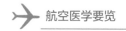

参考先进国家最新指令、指南结合个性化原则进行，可供业内人士参考。本书对提高航空卫生工作人员和航空医学专业学生的理论和临床实践能力均具有一定意义。

十六、《飞行人员医疗康复理论与实践》

作者：朱晓全

出版社：科学出版社

出版时间：2016-12

页数：616 页

ISBN：9787030510181

内容简介

《飞行人员医疗康复理论与实践》分七篇三十五章，按照临床医疗、航卫保障、临床护理、辅助诊断治疗、航空药学、飞行人员心理卫生、医疗法律等顺序介绍了飞行人员医疗康复的特点以及延长飞行年限为目的等内容。本书内容系统，论述简明，编排规范，文字通俗易懂，行文中包含了许多编者总结的近 6 年来，个别追溯近 10 年的临床经验总结和科研成果。另外，本书还提供了大量精美的图片和表格，使本书更为生动形象，是飞行人员和医务工作者必备的读物，也是医疗管理人员必备的参考书。

十七、《民航空勤人员航空医学》

作者：刘平，王树明

出版社：中国民航出版社

出版时间：2015-09-01

页数：248 页

ISBN：9787512802803

内容简介

《民航空勤人员航空医学》是在中国民航飞行学院《航空医学》和《航空救护》两部教材的基础上编写而成，共分为十章。本教材系统阐述了民用空勤人员需要掌握的医学知识与技能，对空勤人员养成良好的生活习惯、应对航空环境导致的医学问题、预防慢性疾病和传染性疾病、维护空勤人员群体身体健康以及客舱服务员协助机上医生乘客和家属处理空中旅客医学急症等都有着十分重要的指导意义。本书是普通高等院校民航特色专业统编教材飞行专业系列中的一种，同时也是空乘、空保、空管等专业的必修教材。

十八、《舰载航空医学》

作者：李鸣皋

出版社：军事医学科学出版社

出版时间：2015-02-01

页数：1055 页

ISBN：9787516305621

内容简介

《舰载航空医学 (套装共 2 册)》共分二十八章，系统论述了舰载航空特殊的人 – 机 – 环 – 任务因素及相互影响；在舰载航空医学保障实践的基础上对舰载航空生理、生物动力学、空间定向、应激、人机工效，舰载机飞行员的医学选拔、训练、常见伤病的诊断治疗与航空医学鉴定、疗养恢复、营养与食品卫生、药物应用和管理进行了理论探索与经验总结；对舰载航空医学防护技术及装备、舰载航空海上救生与生存、医疗后送、舰载直升机飞行员医疗保障、其他固定翼舰载机医学保障、飞行事故医学调查与飞行安全进行了阐述，并对信息技术、神经认知、分子生物学等前沿技术在舰载航空医学中的应用进行了介绍与探讨。本书既可作为舰载航空医学的专业培训教材，又适合舰载航空医学保障、研究、卫勤管理及航海医学、航空医学、医学工程人员参考使用。

十九、《航空供氧防护装备应用生理学》

作者：肖华军

出版社：军事医学科学出版社

出版时间：2015-01-01

页数：646 页

ISBN：9787516304631

内容简介

《航空供氧防护装备应用生理学》共分十七章，介绍了航空供氧防护装备生理学的发展史，分析了高空环境和供氧装备对人体影响的因素，探讨了人体对航空低压环境因素生理效应的规律，重点阐述了 30 多年航空供氧装备的研究与发展以及高空低压防护生理学要求和实验评价设备与方法。本书可供从事航空航天环境防护医学和人机环境系统工程的研究人员、教学人员、专业设计人员、大学生、研究生、航空机务保障和设备管理人员参考。

二十、《军事航空医学概论》

作者：罗永昌

出版社：人民军医出版社

出版时间：2014-12-01

页数：516 页

统一书号：55091.0120

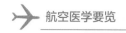

内容简介

《军事航空医学概论》共分三十六章，系统阐述了军事航空医学各学科专业的定义、作用地位、发展历程及研究任务，重点总结梳理了本学科近十年来国内外研究的新成果、新进展、新理论，宏观展望了学科未来发展的新趋势。本书内容系统全面、资料翔实、观点鲜明，具有较高的学术价值和实践应用价值，适合军事航空医学科研、教学及管理人员参考使用。

二十一、《航空母舰与舰载机医学（精）》

作者：吴绪清，沈俊良

出版社：第二军医大学出版社

出版时间：2014-12-01

页数：415 页

ISBN：9787548108962

内容简介

《航空母舰与舰载机医学（精）》共分十九章，是介绍航空母舰与舰载机医学发展历史现状、航空母舰与舰载机医学理论与实践的学术著作。内容包括航空母舰与舰载机医学保障组织体制，舰上医疗舱室设置、医务人员配备标准，舰上的日常医疗保健和战时伤病员的紧急救治，舰上各种特殊理化因素对舰员与飞行人员的影响及防治措施，舰员与飞行人员在海上执行任务时的心理应激及其影响与身心健康要求，舰上的营养要求与饮食、给水卫生，航空母舰上的预防医学，核动力航空母舰上的辐射防护，舰载机飞行人员海上航空医学保障与飞行疲劳的预防，海上救生，舰上临床服务与伤病员的医疗后送等。该书可作为海军航海医学、航空医学以及其他相关专业人员的参考读物，对从事海军医学科研和为航空母舰提供保障服务的人员也具有一定的参考价值。

二十二、《飞行疲劳概论》

作者：王国忠

出版社：中国轻工业出版社

出版时间：2014-09-01

页数：279 页

ISBN：9787501997732

内容简介

《飞行疲劳概论》共分十四章，从疲劳、飞行疲劳的基本概念着手，详细论述了导致飞行疲劳的各种因素（如航空环境因素、时差效应、心理因素、工作负荷、睡眠等）、飞行疲劳的表现及危害、飞行工作负荷、飞行疲劳的评定与监测、抗疲劳药物和抗疲劳饮食，并重点介绍了飞行疲劳的预防对策（如飞行疲劳的三级预防对策、飞行时限管理、睡眠管理、机组资源管理训练、疲劳风险管理系统等），以期有助于航空业各级管理层、航空医师、飞行人员深入了解飞行疲劳的来龙去脉、切实掌握飞行疲劳的预防对策要义、科学制订飞行疲劳管理措施。

二十三、《航空人体测量学》

作者：刘宝善，王兴伟

出版社：北京航空航天大学出版社

出版时间：2014-06-01

页数：405 页

ISBN：9787512415263

内容简介

《航空人体测量学》共分六章，从理论方面对航空人体测量学所涉及的主要内容进行了阐述，包括二维人体尺寸测量、三维人体尺寸测量、人椅系统重心测量、人体惯性参数测量以及肩带惯性强制拉紧机构人体耐受参数测量等内容；从应用方面介绍了作者编写的 14 项人体测量方面的国家军用标准及其主要技术内容说明，是该分支学科在我国航空领域应用的典型范例。本书是航空飞行器、人机工程、工效学、生物医学工程等领域的科研、工程技术、教师以及学生等人员从事研究、设计、教学所需的重要理论参考和主要标准依据。

二十四、《飞行事故医学（精）》

作者：陆惠良，刘正，周亚军

出版社：国防工业大学出版社

出版时间：2014-05-01

页数：272 页

ISBN：9787118093971

内容简介

《飞行事故医学（精）》共分八章，包括飞行员空中突然失能、飞行员操纵错误、故意毁机、飞行事故医学调查、飞行事故医学预防、飞行人员健康维护措施等。本书收集了大量的飞行事故案例，讲解人的因素分析、飞行员空中失能分析、飞行员操纵失误分析等内容，对丰富从业人员知识、提高飞行员自我身体把关意识和航空医生知识水平具有重要参考价值。本书可供飞行事故调查人员、航空军医、飞行人员和航空技术人员参考，也适合于一般航空爱好者阅读。

二十五、《军事航空航天技术概论》

作者：钱正在，钱坤

出版社：国防工业出版社

出版时间：2014-01-01

页数：304 页

ISBN：9787118092639

内容简介

《军事航空航天技术概论》是一本系统介绍航空航天基础理论、装备设备、发展历程及军事应用的教材。全书共分为八章，第一章介绍了航空航天的基本概念和航空航天的发展概况，第二章介绍了飞行器的飞行原理，第三章介绍了飞行器的构造，第四章介绍了飞行器的动力系统，第五章介绍了飞行器的机载设备，第六章介绍了航空航天武器，第七章介绍了航空航天器的地面系统及其保障设施，第八章介绍了航空航天技术在军事领域的应用情况。《军事航空航天技术概论》可作为空军任职院校的公共基础课教材，也可供航空航天相关专业人员参考。

二十六、《航空航天医学史（精）/航空航天医学全书》

作者：张舒，苏洪余

出版社：第四军医大学出版社

出版时间：2013-12-01

页数：442 页

ISBN：9787566204530

内容简介

《航空航天医学史（精）》按国外航空医学简史、国外航天医学简史、中国航空医学史和中国航天医学史等内容共分为四篇十九章。每篇按照时序对航空航天医学的发展脉络进行了系统梳理，详述了航空医学和航天医学发展的起源、沿革、演变和未来发展方向以及国内外不同的发展特点。为了便于读者能更好地理解航空航天技术进步在航空航天医学发展中的牵引作用，本书还扼要描述了航空器和航天器的技术发展史。本书是国内航空航天医学工作者辛勤努力的结果，编者们都是长期从事航空航天医学研究的工作人员，来自空军、海军、陆军和民航的多家单位。

二十七、《航空航天生理学（精）/航空航天医学全书》

作者：余志斌，常耀明

出版社：第四军医大学出版社

出版时间：2013-12-01

页数：325 页

ISBN：9787566204448

内容简介

《航空航天生理学（精）》系统描述了航空航天特殊环境因素对人体生理功能影响的规律、机制及其防护原理与措施以及航空航天生理学的最新进展。全书分为九章，主要内容包括地球大气环境的特征；在航空活动中，气体环境变化（低气压与缺氧）、辐射、温度与时差效应对机体的影响及其防护与对抗措施；在航天活动中，失重、辐射和隔离环境对机体的影响与对抗措施，对于保障航空航天活动的安全，维护机组人员和乘客的健康、舒适及提高飞行劳动效率均具有重要意义。本书不仅可作为航空航天医学专业本科生和研究生的教科书与工具书，亦可作为航空航天医务工作者及航空航天医学教育和科研工作者的重要参考书。此外，本书对于从事飞行器设计、制造的工程技术人员，广大飞行人员和飞机乘务人员以及从事生理学与病理生理学教学与科研的工作者亦具有实际参考价值和借鉴作用。

二十八、《航空航天心理学（精）/ 航空航天医学全书》

作者：肖玮，苗丹民

出版社：第四军医大学出版社

出版时间：2013-12-01

页数：364 页

ISBN：9787566204462

内容简介

《航空航天心理学（精）》共分为三章，分别为航空航天心理学史、航空航天环境对人的影响和航空航天临床心理学。本书以航空航天心理学及相关学科从业人员为对象，采用综述性体例，比较全面系统地介绍了国内外该领域的进展和最新研究成果，其中既有对航空、航天心理学史发展脉络的梳理，也有对航空航天应激、空间定向、航空航天人员心理选拔等经典主题的总结，同时涵盖了飞行疲劳、内表型、虚拟训练等内容。本书可作为航空医师、航空临床工作者以及航空航天医学教学和科研工作者的重要参考书。

二十九、《航空航天生物动力学（精）/ 航空航天医学全书》

作者：孙喜庆

出版社：第四军医大学出版社

出版时间：2013-12-01

页数：381 页

ISBN：9787566204455

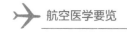

内容简介

《航空航天生物动力学（精）》共分为十八章，系统介绍了国内外航空航天生物动力学的研究概况和最新进展，详细论述了航空航天特殊环境因素的生物效应和防护措施，扼要阐述了本学科未来的发展方向。本书内容新颖，技术先进，理论性与实用性并重，不仅可作为航空航天医学专业本科生和研究生的教科书，也可作为航空医师、航空临床工作者以及航空航天医学教学和科研工作者的重要参考书。本书对从事飞机设计、制造的工程技术人员、广大飞行人员、飞机乘务人员和航空旅客也具有参考价值。

三十、《航空航天医学工程学（精）/航空航天医学全书》

作者：胡文东，文治洪

出版社：第四军医大学出版社

出版时间：2013-12-01

页数：336 页

ISBN：9787566204509

内容简介

《航空航天医学工程学（精）》共分八章，包括飞行器与飞行记录器原理、航空航天医学信号检测与处理、航空航天工效学和航空航天医学保障技术与装备等。本书全面回顾了航空航天医学工程的发展历程，系统介绍了主要研究内容，展望了航空航天医学工程的发展前景，可作为从事航空航天专业的科技人员、管理人员以及相关生命科学和工程专业人员的参考书，也可以作为航空航天医学专业本科生、研究生的教材。

三十一、《航空航天临床医学（精）/航空航天医学全书》

作者：张作明，李松林

出版社：第四军医大学出版社

出版时间：2013-12-01

页数：384 页

ISBN：9787566204479

内容简介

《航空航天临床医学（精）》共分十九章，主要包含四部分内容，第一部分介绍航空临床医学历史、理念、医学鉴定法规要求、医学鉴定基本工作程序与方法，第二部分重点介绍部分专科病症对飞行工作的影响及其医学鉴定，第三部分介绍民用航空中的特有医学问题和航天临床医学问题，第四部分介绍飞行人员用药问题。航空航天临床医学涉及内容广泛，且具有很强的实践性和针对性。

三十二、《航空航天卫生勤务（精）/航空航天医学全书》

作者：罗永昌，张建杰

出版社：第四军医大学出版社

出版时间：2013-12-01

页数：409 页

ISBN：9787566204493

内容简介

《航空航天卫生勤务（精）》共分三篇，第一篇为基础理论，主要阐述卫勤基本理论，如卫勤管理理论、军队卫生法规、军队卫生防病、军队药材保障等知识点；第二篇为航空专业理论，主要阐述航空卫勤保障中的基本内容，如飞行人员的健康观察与鉴定、飞行人员健康与康复疗养、平战时飞行航空卫勤保障、医疗后送与空运后送、飞行事故医学调查等知识点；第三篇为航天专业理论，主要阐述航天员医学选拔、航天员营养卫生及卫生监督、航天员疾病诊治与医学鉴定、航天员健康与康复疗养、航天员体育锻炼、野外生存训练、航天医学训练、着陆场航天员医学救援等知识内容，在阐释我国航天卫生勤务主要工作基础上，展示未来航天卫生勤务发展的广阔空间。

三十三、《航空航天卫生学（精）/航空航天医学全书》

作者：李金声，虞学军

出版社：第四军医大学出版社

出版时间：2013-12-01

页数：433 页

ISBN：9787566204486

内容简介

《航空航天卫生学（精）》共分为十四章，包括航空卫生学及航天卫生学两个部分，系统介绍了国内外航空航天卫生学的研究概况和最新进展，详细论述了航空航天特殊环境卫生、劳动卫生、营养与食品卫生，阐述了本学科未来的发展方向。该书内容新颖，涵盖面广，理论性与实用性并重，不仅可作为航空航天医学专业本科生和研究生的教科书，也可作为航空航天医学教学、医疗和科研工作者的重要参考书。对从事飞机设计、制造的工程技术人员、广大飞行人员、飞机乘务人员和航空旅客也具有参考价值。

三十四、《航空航天药理学与毒理学（精）/航空航天医学全书》

作者：马进，詹皓

出版社：第四军医大学出版社

出版时间：2013-12-01

页码：334 页

ISBN：9787566204523

内容简介

《航空航天药理学与毒理学（精）》共分为药理学和毒理学两部分，药理学部分主要介绍了航空航天药理学概论、中枢兴奋药、镇静催眠药、抗运动病药、心血管系统药物、辐射防护药、营养补充剂、中药、药物安全性评价与风险管理等内容，毒理学部分主要介绍了航空航天毒理学的基本问题、航空航天中毒物的主要来源、航空航天中主要毒物及其毒理作用、航空器座舱污染物、航天器座舱污染物、飞行事故调查中的毒理学问题、月尘毒理学等。本书具有较高的学术价值和应用价值，对于提升我国航空航天医学在国际领域的影响力和地位具有重要意义。

三十五、《航空航天生理心理训练及疗养学（精）/ 航空航天医学全书》

作者：王颉，曹新生

出版社：第四军医大学出版社

出版时间：2013-12-01

页数：461 页

ISBN：9787566204516

内容简介

《航空航天生理心理训练及疗养学（精）》由三部分内容组成，分别为飞行人员生理心理训练、航天员生理心理训练和航空航天疗养学。书中系统介绍了国内外航空飞行人员、航天员生理心理训练及航空航天疗养的研究概况和最新进展，详细论述了各种训练和疗养方法的实施细则，全面总结了我国和世界各航空航天大国的实践经验，内容涵盖面广，知识体系新，理论性与实用性并重，是目前国内关于航空航天生理心理训练和航空航天疗养学的最新和最全面的著作。该书可作为航空医师、航空临床工作者、相关疗养工作人员以及航空航天医学教学和科研工作者的重要参考书。

三十六、《现代空军卫勤概论》

作者：罗永昌

出版社：人民军医出版社

出版时间：2012-12-01

页数：425 页

统一书号：55091.0054

内容简介

《现代空军卫勤概论》共分二十四章，系统梳理了现代空军卫勤学的学科体系及相关知识体系，全面阐述了我国空军当前与今后一个时期面临的环境背景、建设重点、平战时卫勤理论原则及战略技术措施。该书内容全面、资料翔实、观点权威，具有较高的学术价值和实践应用价值，适合空军卫勤理论研究与教学人员，特别是卫勤专业人员阅读参考。

三十七、《陆军航空医学》

作者：孙喜庆，肖海峰

出版社：第四军医大学出版社

出版时间：2012-05-01

页数：383 页

ISBN：9787566202437

内容简介

《陆军航空医学》共分十五章，是我国首部陆军航空医学的专著，首次提出陆军航空医学的理论体系，全面总结陆军航空卫生保障的实践经验，反映陆军航空医学的新知识、新成就，内容涵盖面广，知识体系新。本书系统介绍了国内外陆军航空医学的发展概况及进展，详细论述了直升机飞行环境因素对人体的影响及航空卫生保障措施，探讨了陆军航空兵飞行人员的医学选拔及鉴定原则等问题，可作为广大陆军航空医学工作者的工具书，也可作为航空医学研究人员、医学工作者及生物医学工程专业人员的参考书。

三十八、《大中型运输机飞行事故》

作者：刘选民，李凡

出版社：航空工业出版社

出版时间：2012-03-01

页码：207 页

ISBN：9787802439399

内容简介

《大中型运输机飞行事故》选取了 19 种典型大中型运输机机型，详细描述了这些机型在 1970 年以后发生的重大灾难事故的经过和原因。全书共分四章，包括概述、第一章介绍美国军用运输机在试飞和使用过程中发生的重大安全事故、第二章介绍波音系列飞机重大事故情况、第三章介绍俄罗斯（苏联）/ 乌克兰军民用运输机试飞和使用中发生的事故情况、第四章介绍空中客车系列飞机发生的重大事故情况。本书可供广大飞行人员、飞行管理人员、航空从业者借鉴和参考，也是广大飞行爱好者了解大中型运输机飞行事故的经典读物。

三十九、《实用航空医学基础》

作者：湛明，潘应平

出版社：国防工业出版社

出版时间：2012-01-01

页数：285 页

ISBN：9787118062342

内容简介

《实用航空医学基础》共分八章，主要介绍人体解剖、生理学基础、航空生理学因素、航空生物动力学因素、空勤人员的自我健康管理、女乘务员的常见医学问题、空勤人员常见疾病及防治、机上救护和实验。每章前有学习提示，章后附有思考与讨论，以便于学生巩固提高；书中还有实验内容，有助于学生对理论知识的加深认识。全书配有大量的插图，有利于学生对生理解剖知识的理解。本书既可作为高等职业院校和普通高等学校相关专业的教材，还可供从事航空保障工作的医师和其他人员参考。

四十、《国外现代战斗机飞行事故》

作者：刘选民，李凡

出版社：中航出版传媒有限责任公司

出版时间：2011-10-01

页码：484 页

ISBN：9787802438224

内容简介

《国外现代战斗机飞行事故》共分十五章，收集汇总了全世界 50 多个国家（美国、英国、苏联／俄罗斯、德国、法国、瑞典、西班牙、印度等）和地区的空军／海军使用的 15 种现代战斗机机型发生的 1 400 多起重大飞行事故，对事故特点、事故发生的主要经过与原因进行了较为详细的介绍和描述，以实际事故统计数为样本，使用图表统计分析了各型战斗机事故坠机数与总产量，空中相撞坠机数、鸟撞坠机数和发动机故障坠机数与事故坠机总数的关系，并总结归纳了造成这些飞行事故的具体因素，供广大军事飞行人员／军事飞行管理人员、航空从业者借鉴和参考，也是广大军事飞行爱好者了解国外现代战斗机事故的经典读物。

四十一、《飞行疲劳研究》

作者：詹皓，陈勇胜

出版社：国防工业出版社

出版时间：2011-06-01

页数：258 页

ISBN：9787118073478

内容简介

《飞行疲劳研究》共分十章，在介绍睡眠、觉醒和工作负荷等基础知识的基础上重点介绍了睡眠剥夺和生物节律紊乱对飞行工作能力的影响以及飞行疲劳的综合防治对策。本书可作为航空医学科研和教学人员、航空医师和航空卫生管理人员的参考书，对飞行人员亦有参考价值，对保证飞行安全、提高飞行工作能力具有实用价值。

四十二、《航空流行病学》

作者：龙泳，徐德忠

出版社：第四军医大学出版社

出版时间：2010-05-01

页数：407 页

ISBN：9787810867924

内容简介

《航空流行病学（第2版）》共分三十五章，内容包括航空流行病学绪论、疾病发生与流行的基本条件及病因判断、疾病的分布、传染病流行过程、疾病的预防策略和疾病监测等，主要研究航空运输及其环境因素对人员健康和疾病传播的影响以及变化规律。主要对象为航空医学科研和教学人员、航空医疗卫生专业人员、航空卫生管理人员和其他人员。

四十三、《航空航天心理学》

作者：苗丹民，刘旭峰

出版社：第四军医大学出版社

出版时间：2010-04-01

页数：208 页

ISBN：9787810867764

内容简介

《航空航天心理学》通过介绍国内外航空航天心理学发展历程和最新研究成果、主要的理论和概念，使学员对航空航天心理学的学科体系及研究的主要问题和方法有较系统、较全面的了解；同时，通过航空航天心理学课程的讲授和实际操作，培养学员解决航空航天心理学实际问题的能力。本书是航空航天心理学课程的重要参考教材，也是教学课程标准制订的主要依据。同时，本书还可以作为航空航天医学工作者及其他心理学专业人员等的参考用书。

四十四、《临床航空医学进展 2010》

作者：马立中，王建昌
出版社：人民卫生出版社
出版时间：2010-01-01
页数：349 页
ISBN：9788599649268

内容简介

《临床航空医学进展 2010》是迄今为止国内第一本反映国际国内临床航空医学领域综合性研究进展的专著。该书通过对上万篇临床航空医学相关文献进行回顾研究，综述了目前该学科国际、国内临床航空医学前沿领域的最新实践经验、研究进展及未来展望。全书分为十七章，主要从航空病、飞行人员常见和多发内外科疾病、心理和精神障碍等方面的诊治鉴定，飞行事故及现代空战相关急救，空运医疗后送，飞行人员用药，飞行人员常见疾病护理及航空护理等方面反映了临床航空医学的最新进展。另外，还介绍了一些正在应用的或在临床航空医学方面很有潜力的新技术、新方法。全书内容系统科学，章节布局合理，科学性和实用性强，对广大临床航空医学专业人员具有重要的指导意义。

四十五、《重力生理学理论与实践》

作者：孙喜庆，李莹辉，姜世忠
出版社：第四军医大学出版社
出版时间：2009-01-01
页数：298 页
ISBN：9787810865449

内容简介

《重力生理学理论与实践》共分二篇二十二章，即第一篇加速度生理学和第二篇失重生理学，系统介绍了失重及超重等重力环境对动物和人体各生理系统的影响、作用机制和防护措施，展示了我国及世界各国在重力生理学领域的发展方向、研究进展及取得的成绩。本书针对特定对象，突出"新、精、深"的特点，既有别于专著和参考书，又不同于一般的讲义和授课提纲。本书既可作为航空航天医学研究生的教材，也可作为从事生理学、航空航天医学和空间生命科学的教学和研究人员及从事航空航天工作的专业技术人员、临床工作者和管理人员的重要参考书，对从事飞机设计、制造的工程技术人员、广大飞行人员、飞行乘务人员和航空旅客也具有参考价值。

四十六、《特勤疗养学》

作者：张卫兵

出版社：人民军医出版社

出版时间：2009-01-01

页数：812 页

ISBN：9787509122600

内容简介

《特勤疗养学》在总结 50 多年来全军特勤疗养工作实践经验和理论成果的基础上，融会国内外疗养学、军事医学、特种医学、预防医学等相关学科的最新研究成果，共分九篇五十九章，阐述了特勤疗养学的概念、相关理论、发展简史以及特勤人员的疗养预防、疗养治疗和疗养康复；详细介绍了特勤疗养常用方法、检诊技术，以及特勤人员健康疗养、特殊伤病康复疗养和常见伤病康复疗养的内容及方法，并介绍了特勤疗养护理、营养和管理等知识。本书内容丰富、系统全面，既有基础理论研究，也有实用技术和方法，指导性、实用性强，可供从事特勤疗养和普通疗养工作人员学习参考，亦可作为特勤疗养和普通疗养教学的教材。

四十七、《航空药理学》（第 2 版）（精）

作者：詹皓，伊长荣

出版社：国防工业出版社

出版时间：2008-01-02

页数：389 页

ISBN：9787118053975

内容简介

《航空药理学》（第 2 版）（精）共分十章，在介绍药物一般作用机制及临床应用的基础上进一步论述用药与飞行工作能力的关系，主要内容包括航空药理学概论、中枢兴奋药、镇静催眠药、抗运动病药、组胺 H_1 受体阻断药、抗高血压药和降脂药、飞行人员保健药、神经毒剂防护药物与防辐射呕吐药、飞行人员合理用药。本书可作为航空医学科研和教学人员、航空医师及航空卫生管理人员和一般药理专业科研教学人员的参考书，对于航空医师指导飞行人员合理用药，提高飞行人员健康水平，保障飞行安全等具有实用价值。

四十八、《航空航天生理学》

作者：余志斌

出版社：第四军医大学出版社

出版时间：2008-01-01

页数：316 页

ISBN：9787810864343

内容简介

《航空航天生理学》共分十一章，系统介绍了航空航天特殊环境对人体生理功能影响的规律与机制、防护原理与措施及航空航天生理学最新进展，内容包括地球大气环境的特征，在航空活动中气体环境变化（低气压与缺氧）、辐射、温度、座舱微小环境（毒物）与时差效应对机体的影响及其防护与对抗措施，在航天活动中失重、辐射和隔离环境对机体的影响与对抗措施。本书对保障航空航天活动的安全，维护机组人员和乘客的健康与舒适及提高飞行劳动效率均有重要意义。

四十九、《航空医学》（第 2 版）

作者：刘齐清，刘平，蒋纪文

出版社：西南交通大学出版社

出版时间：2007-09-01

页数：194 页

ISBN：9787811047325

内容简介

《航空医学》共分十一章，主要内容包括与飞行人员有关的大气环境、与航空流动有关的疾病、机上医疗服务与航空救生、航空心理卫生、航空营养卫生、航空卫生法规、严重影响飞行人员健康的各种疾病及其防治、意外伤病的现场急救方法等。该书是在西南交通大学 2003 年版《航空医学》基础上改编修订，与《航空救护》一起成为适合飞行技术专业、空乘旅游专业学生健康教育的配套教材。

五十、《失重生理学基础与进展》

作者：沈羡云

出版社：国防工业出版社

出版时间：2007-06-01

页数：418 页

ISBN：9787118050004

内容简介

《失重生理学基础与进展》全书由三部分内容组成，包括失重生理学基础、失重生理学研究进展、失重生理学研究的实验设计和技术。第一篇为"失重生理学基础"，主要介绍失重对人体各生理系统的影响、机制和防护措施；第二篇为"失重生理学研究进展"，分别介绍各生理系统有关的国内外研究进展和发展方向；第三篇为"失重生理学研究的实验设计和技术"，介绍了在进行失重生理学研究时需要注意的问题和一些主要的实验技术。本书内容全面，层次分明，是一部具有实用价值的教科书和参考书。

五十一、《航空母舰及其舰载机医学保障》

作者：吴绪清

出版社：海洋出版社

出版时间：2007-04-01

页数：290 页

ISBN：9787502767624

内容简介

《航空母舰及其舰载机医学保障》讲述了航空母舰及其舰载机发展史、医学保障特点及医疗保障等知识。全书共分十九章，系统介绍了航空母舰的发展简史，航空母舰及其舰载机医学保障特点，舰上的医疗组织机构、人员编制、航空母舰上平战时医务保障工作内容，舰上医疗舱室的设计标准，医疗装备配备标准，航空母舰上居住舱室的卫生学要求，舰员与飞行人员的心理卫生，航空母舰上的饮食、给水卫生，服装保障，航空母舰上的预防医学，核动力舰母的辐射防护医学，舰载机航空医学，舰载机飞行员的临床服务、修舰期间的卫生保健等，全书约30万字，供有关人员参阅。

五十二、《航空救生学》

作者：陆惠良，费伊

出版社：国防工业出版社

出版时间：2006-04-01

页数：376 页

ISBN：9787118044607

内容简介

《航空救生学》共分九章，比较全面地阐述了航空救生学的定义、分类、研究内容和方法、发展史、弹射跳伞、离机后生存、搜索与营救、民用航空救生、航空救生装备与训练、未来展望。书中附有插图200余幅，典型实例100多个。适用于飞行人员、航医、航空工业界人士，尤其是从事航空救生工作的研究人员参考，也可供航空爱好者阅读。

五十三、《军事医学心理学》（全国高等医学院校应用心理学教材）

作者：苗丹民，王家同

出版社：中国医药科技出版社

出版时间：2006-04-01

页数：278 页

ISBN：9787506730022

内容简介

《军事医学心理学》共分十三章，系统介绍了军事医学心理学之基本理论、方法和技能，包括军事医学心理学的概念、发展，军事环境心理，军事作战心理，军事应激，军人平时心理障碍，战时军人心理障碍，军事人员心理选拔与预测，军事管理心理，军人心理咨询，军人心理治疗方法，军人危机干预，心理战的应战，军人心理训练以及军人心理卫生等十三章内容。全书内容丰富，具有较强的科学性、系统性和实用性，可供军事医学、心理学研究相关人员及心理学爱好者阅读参考，亦可作为军队和地方高等医学院校教材以及军事指挥员、部队心理医师培训教材。

五十四、《飞行员救生手册》

作者：孙喜庆，朱志平，宋振海

出版社：第四军医大学出版社

出版时间：2005-09-01

页数：254 页

ISBN：9787810861717

内容简介

《飞行员救生手册》共分十二章，系统介绍了飞行人员遇险后如何进行野外求生的基本知识和所携个人救生物品的使用方法，详细描述了飞行人员在海上、热带丛林、沙漠、寒区及高原(山)等特殊环境下的生存技能。本书图文并茂、形象生动，可操作性强，是飞行人员遇险后进行自救互救、呼叫联络、等待营救的行动指南。本手册也可供旅游探险者、从事海上及野外作业人员阅读参考。

五十五、《航空航天临床医学》

作者：张作明

出版社：第四军医大学出版社

出版时间：2005-04-01

页数：214 页

ISBN：9787810861458

内容简介

《航空航天临床医学》重点讨论与飞行人员健康相关的临床医学问题，共分十三章，可以划分为四部分内容。第一部分重点强调航空航天医生的职责和任务及航空航天临床医学工作的基本程序和方法；第二部分是根据对停学率和停飞率的多年调查统计情况，介绍了内科、神经精神科、眼科、耳鼻咽喉科和外科中部分疾病对飞行工作的影响和鉴定原则，以期读者据此能够举一反三，解决航空临床医学实践中的具体问题；第三部分对民用航空临床医学问题和航天临床医学问题进行了简要的介绍；第四部分介绍了飞行人员用药问题（含吸烟、饮酒问题）。

五十六、《航空供氧防护装备生理学》

作者：肖华军

出版社：军事医学科学出版社

出版时间：2005-01-01

页数：465 页

ISBN：9787801215482

内容简介

《航空供氧防护装备生理学》共分十六章，简要介绍了航空供氧防护装备生理学的发展史，分析了高空环境和供氧装备对人体影响的因素，探讨了人体对航空低压环境因素生理效应的规律，重点阐述了近 20 年来航空供氧装备的研究与发展、航空氧气装备原理以及高压低压缺氧防护生理学要求和实验评价设备与方法。本书可供从事航空航天环境防护医学和人机环境系统工程的研究人员、教学人员、专业设计人员、大学生、研究生、航空机务保障和设备管理人员参考。

五十七、《载人离心机及其应用》

作者：陆惠良

出版社：国防工业出版社

出版时间：2004-09-01

页数：260 页

ISBN：9787118035636

内容简介

《载人离心机及其应用》共分六章，系统介绍了国内外载人离心机的发展历史、概况及主要结构与性能以及载人离心机在加速度生理学研究、飞行员抗荷装备研制和飞行人员高加速度训练中的应用和未来发展的方向。本书内容比较丰富，既有作者长期的信息积累，又有载人离心机性能、结构和使用过程中的实际经验，可供航空军医、航空医学工程技术人员及研究人员阅读参考。

五十八、《飞天史话》

作者：刘宝善

出版社：中国民航出版社

出版时间：2003-12-01

页数：216 页

ISBN：9787801105295

内容简介

《飞天史话》共分十一篇，这本科普读物从嫦娥奔月写起，一直写到太空探秘为止，将人类征服蓝天、走出地球的整个漫长、艰辛、辉煌的历史展现在读者面前。当您读完这本书时，会从中学习到不少航空、航天和航宇知识，也会对这门学科产生浓厚的兴趣。谨献给人类动力飞行 100 周年和我国"神舟五号"载人航天飞船发射成功。

五十九、《新时期空军卫勤论》

作者：罗永昌，安瑞卿

出版社：第四军医大学出版社

出版时间：2003-09-01

页码：483 页

ISBN：9787810860796

内容简介

《新时期空军卫勤论》共分二十八章，系统论述了新时期空军卫生建设和战时卫勤保障理论，介绍了空中战场高新技术武器损伤防治技术、空军卫勤理论研究及论文写作方法，分析了国外空军卫勤保障的理论和新经验。全书内容丰富、编排合理、重点突出，具有较高的科学性和实用性，可作为军队卫生管理干部、卫勤教学与研究人员及军队院校学员的学习参考用书。

六十、《军事飞行事故研究》

作者：陆惠良

出版社：国防工业出版社

出版时间：2003-08-01

页数：269 页

ISBN：9787118031881

内容简介

《军事飞行事故研究》共分六章，对军事飞行事故的危害、发生原因、调查方法和预防措施进行了系统的阐述和研究，主要介绍了军事飞行事故的概况，包括造成飞行事故的各种原因、飞行事故调查的方法、航空救生、飞行事故的预防等，并列举了约200个典型军事飞行事故实例。本书适合航空兵部队指战员和军事航空业的工程技术人员阅读，也可供民航从业人员参考，对军事航空有兴趣的读者也可增加不少知识。

六十一、《航空卫生学》

作者：吴兴裕，常耀明

出版社：第四军医大学出版社

出版时间：2003-05-01

页数：321 页

ISBN：9787810860338

内容简介

《航空卫生学》按环境卫生学、劳动卫生学、营养与食品卫生学的构架分为十四章，介绍了飞机座舱的卫生学和工效学要求；飞行环境因素对人体的生理影响及防护原理，含航空供氧、高 G 防护及不同条件下飞行卫生保障措施；飞行劳动特点，飞行人员体能素质要求；飞行环境因素对消化及代谢功能的影响，飞行人员营养状况及卫生保障措施。本书还介绍了应急着陆（水）后的生存与营救、特大型机场——航空港医学问题、救护直升机的发展及医学问题、地面机务人员的劳动卫生保障等。本书内容翔实、编排合理、实用性强，适合于航空兵部队指挥员、航空军医和场站医院医师阅读，可作为培养航空军医和飞行学员使用的教科书，亦可作为从事航空航天医学教学和科研工作人员的参考书。

六十二、《飞行人员健康教育》

作者：张荣健

出版社：第四军医大学出版社

出版时间：2002-11-01

页数：302 页

ISBN：9787810860291

内容简介

《飞行人员健康教育》共分十四章，从飞行人员的飞行与日常生活、家庭、人际关系、行为生活方式以及航空性疾病的防治等方面入手进行健康教育，较全面地阐述了飞行人员健康的重要性及其相应的预防措施，旨在通过实施健康教育，增强飞行人员健康意识，提高自我保健能力。本书可作为广大飞行人员、航卫工作者与科研教学人员的健康教育参考书，对航空卫生管理部门也有一定的参考价值。

六十三、《遇险生存与营救》

作者：孙喜庆

出版社：第四军医大学出版社

出版时间：2001-12-01

页数：352 页

ISBN：9787810860000

内容简介

《遇险生存与营救》共分八章，系统地介绍了遇险生存的基本知识，阐述了海上、热带丛林、沙漠、寒区和高原环境下的生存技能及遭遇火灾、地震等常见灾害时的险情处理措施和逃生技巧，扼要介绍了遇险时的营救方法。本书可作为广大部队官兵、医务人员、从事救生与灾害防治人员的学习参考书，也可用作高等院校教材，还适合于广大旅游探险者、海上及野外作业人员阅读参考。

六十四、《航天环境医学基础》

作者：胡世祥

出版社：国防工业出版社

出版时间：2001-01-01

页数：475 页

ISBN：9787118024548

内容简介

《航天环境医学基础》共分九章，主要内容包括感官运动、心血管、骨骼和肌肉系统等对空间飞行的微重力环境的适应性；在封闭、隔绝及紧迫环境下生活所产生的心理及社会问题；太空操作医学，如乘员的选拔、训练及飞行中的健康监视、遥测及支持；从单个细胞到动植物样本，所有空间生物实验的结果；所有这些对未来长期太空飞行任务（如登陆火星之旅）的影响。作者还根据其在礼炮 7 号空间站、和平号空间站、空间实验室和航天飞机上进行空间实验的实际经验，详细介绍了空间实验的操作实施；简要论述航天环境医学在载人航天中的作用、任务和特点以及有害环境因素的效应与防护，介绍电离辐射环境和非电离辐射环境的医学和卫生学等问题。

六十五、《英汉汉英航空医学词典》

作者：陆惠良，孙巍

出版社：军事医学科学出版社

出版时间：2000-04-01

页数：275 页

ISBN：9787801211033

内容简介

改革开放后，我国与国外航空医学同行的学术交流日益频繁，为了满足我国航空医学界翻译英文书刊和学术交流的需要，编者根据多年来国外发表的航空医学专著和期刊，依据多年来的翻译经验编纂了该词典。《英汉汉英航空医学词典》共收集了航空医学及边缘学科的英语单词和缩略语近 1 万条，主要供我国广大航空医生、航空医学研究人员和临床医生以及航空工程技术人员使用。

六十六、《航空医学》

作者：于平

出版社：人民军医出版社

出版时间：1992-01-01

页数：940 页

ISBN：9787800203251

内容简介

《航空医学》共分五十四章，概括了我国几十年来航空医学的实践经验和科学研究成果，论述了航空医学各领域的基本知识、原理和技术方法，综述了国外航空医学的研究进展和最新研究成果，展现了航空医学的发展远景，是一部内容翔实、实用性强的专业学术著作。本书可作为航空军医、航空临床医务工作者、航空医学教学和科研工作者以及飞行员健康鉴定和航空卫勤工作者的学习参考书，也可以作为培训航空军医的教科书。此外，本书还是从事飞行设计、制造工作者的重要参考书。

六十七、《航空军医手册》

作者：王辉，王云德

出版社：解放军出版社

出版时间：1988-07-01

页数：528 页

ISBN：9788967849306

内容简介

《航空军医手册》共分五篇三十三章。重点论述了航空卫生工作的有关飞行知识、航空环境对人体的影响及防护和常用的诊疗技术等，内容较系统、全面，文字简明扼要。本书主要供航空军医阅读使用，也适用于其他航空卫生人员和飞行人员阅读。

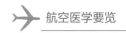

第二节　国外航空航天医学主要专著

一、Human Factors: Enhancing Pilot Performance

Author：Wilson, Dale

Publisher：Aviation Supplies & Academics

Year：2020-08-31

Pages：488

ISBN：9781619549319

Summary

Drawing upon the latest scientific research, aviation safety studies, and accident findings, *Human Factors: Enhancing Pilot Performance* thoroughly explores the nature of these human limitations and how they affect flight. Most importantly, this book provides best practice countermeasures designed to help pilots minimize their influence on flight performance. *Human Factors* will help you understand why pilots make mistakes and arm you with the knowledge to successfully identify, avoid, and mitigate them.

二、Lt. Elsie Ott's Top Secret Mission: The WWII Flight Nurse Pioneer of Aeromedical Evacuation (Medevac)

Author：Jeffrey S. Copeland

Publisher：Paragon House Publishers

Year：2020-03-15

Pages：218

ISBN：9781557789419

Summary

Lt. Elsie Ott's historic, top secret mission in January 1943 helped pave the way for dramatic changes in the way wounded an ill soldiers received vital care: aeromedical evacuation. Lt. Ott was given the task of transporting five critically ill and wounded patients from Karachi, India, to Walter Reed Hospital in Washington, D.C. The mission unfolded over 13,000 miles and six and a half days by air transport, a journey that at the time normally would have averaged three and a half months by truck, ship, and train.

During the groundbreaking journey, Lt. Ott and her patients faced German Fighters, guerilla snipers, altitude challenges, logistical nightmares, and more. In the end, her efforts provided the foundation for a new "Flight Evacuation Nurse" program that sent hundreds of nurses to the air, saving the lives of thousands of soldiers the remainder of the war. For her bravery, determination, and courage, Lt. Ott was the first woman to be awarded the Army Air Medal.

The lessons learned at the time also helped establish aeromedical evacuation teams（today shortened to MEDEVAC）all over the globe, providing medical care and coverage that has saved millions of lives.

三、Culture at Work in Aviation and Medicine: National, Organizational and Professional Influences

Authors：Robert L. Helmreich, Ashleigh C. Merritt

Publisher：Routledge

Year：2019–12–22

Pages：301

ISBN：9781138613409

Summary

In this book the authors report the results of their ongoing exploration of the influences of culture in two professions-aviation and medicine. Their focus is on commercial airline pilots and operating room teams. Within these two environments, they show the effects of professional, national and organizational cultures on individual attitudes, values and team interactions. The authors devote particular attention to the link between culture and Crew Resource Management （CRM）training, a safety and prevention tool. The book is designed to be accessible to practitioners and managers wishing to improve their own organization and to researchers with an interest in gaining a greater understanding of the types of culture.

四、Advances in Aviation Psychology, Volume 2: Using Scientific Methods to Address Practical Human Factors Needs

Authors: Michael A. Vidulich, Pamela S. Tsang, John Flach

Publisher: Routledge

Year: 2019–12–14

Pages: 262

ISBN: 9780367881979

Summary

Advances in Aviation Psychology is not simply a collection of selected proceedings papers.

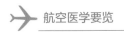

Based upon the potential impact of emerging trends, current debates or enduring issues present in their work, select authors were invited to expand upon their work following the benefit of interactions at the symposium. Consequently the volume includes discussion of the most pressing research priorities and the latest scientific and technical priorities for addressing them. This book is the second in a series of volumes. The aim of each volume is not only to report the latest findings in aviation psychology but also to suggest new directions for advancing the field.

五、Women in Aviation

Author：Julian Hale

Publisher：Shire Publications

Year：2019-09-17

Pages：64

ISBN：9781784423636

Summary

This title charts the history of women's involvement in aviation, exploring how American and British women donned goggles and gloves to fly through a predominantly masculine world and onwards into an age of aviation equality. It explores the scope of women's activities in aviation, from the time of the Wright Brothers to the present day and examine the experience of women in aviation during the Second World War, including the American Women Air force Service Pilots and those flying with the Air Transport Auxiliary. This is a concise introduction to the development of American and British women's roles in aviation.

六、Army Aviation（FM 3-04）

Authors：Headquarters Department of the Army

Publisher: Lulu.com

Year：2019-07-19

Pages：130

ISBN：9780359801572

Summary

This manual is the Army's capstone doctrinal publication for conducting aviation operations. Its purpose is to provide the context for employing and integrating army aviation into unified land operations. Field Manual（FM 3-04）provides a foundation for subordinate training doctrine, professional military education, leader development, and individual and collective training. This publication is written for all members of the Profession of Arms. Trainers and educators throughout the Army also use this publication.

七、Handbook of Aviation and Space Medicine

Authors：Nicholas Green, Steven J. Gaydos, Ewan J. Hutchison

Publisher：CRC Press

Year：2019-05-23

Pages：422

ISBN：9781138617872

Summary

This highly practical guide is ideal for any medical professional who deals with the aerospace environment or is involved in the healthcare of aircrew or individuals preparing for or returning from aerospace travel. The book covers all the main aspects of aerospace medicine, including the salient physiology and clinical aspects in note form for rapid assimilation, and makes plentiful use of figures, algorithms and tables throughout. The book will be an indispensable companion to all civil and military aviation medicine practitioners.

八、Training Circular TC 3-04.93 Aeromedical Training for Flight Personnel August 2018

Authors: Us Army, United States Government

Publisher: Createspace Independent Publishing Platform

Year: 2018-08-21

Pages: 170

ISBN: 9781725148796

Summary

This manual provides crewmembers with an understanding of the physiological responses that can occur in the aviation environment. It also describes the effects of the flight environment on individual mission accomplishment. In addition, this publication outlines essential aeromedical training requirements that assist commanders and flight surgeons in conducting aeromedical education for Army crewmembers. This publication contains guidelines for aircrew training program commanders, flight surgeons, rated crewmembers（RCMs）, nonrated crewmembers（NRCMs）, and nonrated noncrewmembers（NCM）. TC 3-04.93 applies to the Active Army, the Army National Guard/Army National Guard of the United States, and the United States Army Reserve unless otherwise stated.

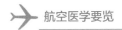

九、New Trends in Civil Aviation

Authors: Vladimir Socha, Lenka Han á ková, Andrej Lališ

Publisher: CRC Press

Year: 2018-07-11

Pages: 420

ISBN: 9780815376026

Summary

NTCA 2017 aims to establish a platform for interactions among communities of interest on aviation problems and applications. The conference serves both practitioners and academics, providing a forum to exchange ideas and experiences on technology, methodology, applications, case studies and practical experiences with both civil and military aviation. It is dedicated to various research topics from air transport operations, air traffic management, and economic aspects, aviation safety and security, aircraft technologies, unmanned aerial systems, human factors and ergonomics in aviation.

十、Pilot's Handbook of Aeronautical Knowledge: FAA-H-8083-25B

Authors: Administration, Federal Aviation

Publisher: Createspace Independent Publishing Platform

Year: 2018-05-14

Pages: 526

ISBN: 9781719135597

Summary

The Pilot's Handbook of Aeronautical Knowledge provides basic knowledge that is essential for pilots. This handbook introduces pilots to the broad spectrum of knowledge that will be needed as they progress in their pilot training. Except for the Code of Federal Regulations pertinent to civil aviation, most of the knowledge areas applicable to pilot certification are presented. This handbook is useful to beginning pilots, as well as those pursuing more advanced pilot certificates.

十一、The Royal Air Force Day by Day: 1918 -2018

Authors: Pitchfork, Air Commodore Graham, Hillier, Air Chief Marshal Sir Stephen

Publisher: History Press

Year: 2017-11-01

Pages: 256

ISBN:9780750979733

Summary

The Royal Air Force Day by Day is a diary of significant daily events providing a fascinating record of the RAF's 100-year history, illustrated with more than 500 photographs. It describes not only the great air battles and major events, but also the tapestry of activities, traditions and culture that have created the rich history of the world's oldest Air Force. Central to this history are the experiences of RAF officers, airmen and women, ground trades and aircrew during war and peacetime. Created in April 1918, the RAF has made a major contribution to peacekeeping and offensive actions worldwide since the First World War and has maintained its position at the forefront of aviation and weapons technology.

十二、Advances in Aviation Psychology: Volume 1

Authors: Michael A. Vidulich, Pamela S. Tsang, John Flach

Publisher: Routledge

Year: 2017-10-29

Pages: 302

ISBN: 9781138574120

Summary

This book is the first in a series of volumes to be published in conjunction with the biennial International Symposium on Aviation Psychology（ISAP）. The aim of each volume is not only to report the latest findings in aviation psychology but also to suggest new directions for advancing the field. More than simply a collection of selected proceeding papers, authors expand on their work following the benefit of interactions at the symposium.

十三、Flight Stress: Stress, Fatigue and Performance in Aviation

Author: Alan F. Stokes

Publisher: Routledge

Year: 2017-08-15

Pages: 300

ISBN: 9781138401273

Summary

The author examines what is known of the effects of stress from both laboratory and

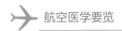

operational studies and detail the aspects of this knowledge to which aviation professionals should pay most attention. They also discuss the implications of stress and fatigue for performance in a range of aviation contexts, from air traffic control to aerial combat. Physiological, cognitive and medical sequel are explored. The book locates aviation related work, in its broader research context, critically reviewing and illustrating the work, with examples from accident and incident reports. It thus provides an authoritative handbook for aviation professionals and a comprehensive source book and reference work for researchers.

十四、The Neurosciences and the Practice of Aviation Medicine

Author: Anthony N. Nicholson
Publisher: CRC Press
Year: 2017–08–11
Pages: 524
ISBN: 9781138116221

Summary

The book is international and comparative in its focus and includes much North American material and work by North American researchers. This book brings the neurosciences to operational and clinical aviation medicine. It is concerned with the physiology and pathology of circadian rhythmicity, orientation, hypotension and hypoxia, and with disorders of the central nervous system relevant to the practice of aviation medicine. The authors from leading centres of excellence are physiologists concerned with the aviation environment and physicians involved in the day–to–day practice of medicine. They bring to this authoritative text wide experience and expertise in both the experimental and clinical neurosciences.

十五、Guide for Aviation Medical Examiners: 2017

Author: Administration, Federal Aviation
Publisher: Createspace Independent Publishing Platform
Year: 2017–08–03
Pages: 434
ISBN: 9781974218783

Summary

The Guide, "Guide for Aviation Medical Examiners", provides pertinent information and guidance needed to perform the duties and responsibilities of an Aviation Medical Examiner.

十六、Aeromedical Transportation: A Clinical Guide

Author: T Martin

Publisher: CRC Press

Year: 2017–07–06

Pages: 290

ISBN: 9781138430853

Summary

This second edition has been radically revised and updated, featuring the latest research, updated references and new chapters on the transport of intensive care patients, and medical emergencies/death in flight. A very practical text, international in its approach, much of its content is devoted to clinical matters. Administration and organisation are also discussed, but are addressed from the standpoint of the clinical aeromedical escort. The text is suitable for medical, paramedical and nursing personnel and for those working in organizations whose duties include the transportation of the sick and injured by air.

十七、Human Factors for Pilots

Author: Roger G. Green

Publisher: Routledge

Year: 2017–06–28

Pages: 150

ISBN: 9781138424814

Summary

This book has two functions. The first is to provide a comprehensive and concise outline of the available human factors knowledge for the practicing pilot. The second function is to provide this knowledge in a way that follows very closely the syllabus of the UK Civil Aviation Authority's （CAA）Human Performance and Limitations examinations for both professional and private pilots. Although the private pilot's syllabus requires a narrower range of subjects to be studied, and in less detail, than the professional syllabus, this handbook covers both requirements, with syllabus variations being indicated in the contents page. The book is divided into four major sections containing material from psychology, physiology and medicine.

十八、Aviation Psychology and Human Factors

Authors: Monica Martinussen, David R. Hunter

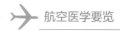
Publisher: CRC Press

Year: 2017-06-23

Pages: 348

ISBN: 9781498757522

Summary

This book covers the application of psychological principles and techniques to situations and problems of aviation. It offers an overview of the role psychology plays in aviation, system design, selection and training of pilots, characteristics of pilots, safety, and passenger behavior. It covers concepts of psychological research and data analysis and shows how these tools are used in the development of new psychological knowledge. The new edition offers material on physiological effects on pilot performance, a new chapter on aviation physiology, more material on fatigue, safety culture, mental health and safety, as well as practical examples and exercises after each chapter.

十九、Aviation Medicine and Other Human Factors for Pilots

Authors: Monica Martinussen, David R. Hunter

Publisher: CRC Press

Year: 2017-06-23

Pages: 348

ISBN: 9781498757522

Summary

Human factors are a very important part of flight crew training, Human aspects , such as cockpit organization ,crew coordination, fitness and health, sensory illusions and decision making are as vital to safety in the air as are flying techniques. The relationship of people with machines, the environment and other people is part of the human factor equation. There is much to understand about the pilot himself and his physical and involuntary reactions to the unnatural environment conditions of flying. It is the intention of the book to explain briefly some of these human factor, to help pilots understand and appreciate the capacities and limitations of their own bodies, so that flying might never be a fright or dangerous undertaking.

二十、Human Error Approach To Aviation Accidents

Author: Douglas A. Wiegmann

Publisher: Routledge

Year: 2016-09-30

Pages: 184

ISBN: 9780754618737

Summary

The book provides the knowledge and tools required to conduct a human error analysis of accidents, regardless of operational setting（i.e. military, commercial, or general aviation）. The book contains a complete description of the Human Factors Analysis and Classification System （HFACS）, which incorporates James Reason's model of latent and active failures as a foundation. Widely disseminated among military and civilian organizations, HFACS encompasses all aspects of human error, including the conditions of operators and elements of supervisory and organizational failure. It attracts a very broad readership.

二十一、Fatigue in Aviation: A Guide to Staying Awake at the Stick

Authors: John A. Caldwell, J. Lynn Caldwell

Publisher: Routledge

Year: 2016-05-27

Pages: 178

ISBN:9781472464590

Summary

This updated edition includes fatigue and sleep definitions as well as strategies for the measurement and assessment of fatigue. Both traditional and newly-developed scientifically-valid countermeasures are presented, and a variety of data from diverse sources are included to provide readers with a 'toolbox' from which they can choose the best solutions for the fatigue-related problems that exist in their unique operational context. In addition, an essential overview of Fatigue Risk Management Systems is included to provide the basic structure necessary to build and validate a modern, integrated approach to successful fatigue management. The book is of interest to aviation crews in both civilian and military sectors—managers as well as pilots, flight crews, and maintainers.

二十二、Flying Under The Weather: Anecdotes from Fourteen Years of Practicing Aviation Medicine

Author: John A. Shewmaker Do

Publisher: Createspace Independent Publishing Platform

Year: 2016-05-03

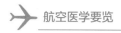

Pages: 190

ISBN:9781530070404

Summary

Imagine being an aviation medical examiner who's asked what the Federal Aviation Administration thinks about pilot candidates taking acid. What about a pilot trying to fake his way through a vision exam by memorizing what the vision chart says? In this book, the author shares two of the anecodtes, including advice on how to pass an aviation medical exam, in Flying Under the Weather. Learn how best to pass a medical flight exam and keep your status current. Discover the themes common to these tests. Gain an insider's knowledge of the FAA and the many strange happenings during routine physical exams.

二十三、Spatial Orientation: The Spatial Control of Behavior in Animals and Man

Author: Hermann Schone

Publisher: Princeton University Press

Year: 2016-04-19

Pages: 368

ISBN: 9780691640341

Summary

This major study of animal orientation in space launches the Princeton Series in Neurobiology and Behavior. Bringing together for the first time the important work done on spatial orientation over the past twenty-five years, and reviewing research up to and including recent attempts to apply the methods of cybernetics, Hermann Schone discusses the most significant concepts in the control of position and movement in space.

二十四、Handbook of Aviation Medicine and Inflight Medical Emergencies（2ⁿᵈ edition）

Author: Jurgen Graf

Publisher: MWV Medizinishch Wissenschaftliche Verlagsgesellschaft OHG

Year: 2016-03-01

Pages: 246

ISBN: 9783954662395

Summary

This book is based on the authors many years of experience as aeromedical practitioners at

Deutsche Lufthansa, making medical clearance decisions regarding injured and ill passengers on a daily basis. It should help physicians and travelers understand the peculiarities and stresses of air travel in order to avoid the pitfalls and stumbling blocks when dealing with medical problems. If the provided recommendations and the regulations are followed, nothing should stand in the way of an uneventful trip.

二十五、Ernsting's Aviation and Space Medicine（5ᵗʰ Edition）

Author: David Gradwell, David J. Rainford

Publisher: CRC Press

Year: 2016-01-22

Pages: 926

ISBN: 9781444179941

Summary

The fifth edition of this established textbook has been revised and updated by a multi-disciplinary team of experienced contributors, and includes new chapters on space physiology and medicine, passenger safety, rotary wing operation by land and sea, and UAVs. It remains the recommended textbook for those studying for the Diploma in Aviation Medicine of the Faculty of Occupational Medicine of the Royal College of Physicians, recognized worldwide as a standard in the field, and for similar overseas qualifications. It can be recommended reading for those with a wider interest in the medical problems of professional or recreational flying, air transport and the aviation industry.

二十六、Dust Off: Army Aeromedical Vacuation in Vietnam

Authors: James Nanney, Peter Dorland

Publisher: Createspace Independent Publishing Platform

Year: 2015-11-12

Pages: 144

ISBN: 9781519259394

Summary

From the wheatfields of the Civil War to the jungles and paddies of Vietnam, the United States has led the world in adapting modern transport technology to the humanitarian goal of saving the lives of the sick and wounded. Drawing on its first experiments with helicopters in Korea, the Army in Vietnam came to rely almost entirely on the helicopter for medical evacuation. The Dust Off and Medevac helicopter ambulance unites tested and perfected for medical use the

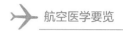

Army's new helicopter, the UH-1, and developed several new devices, especially the hoist, that helped save thousands of American and allied lives between 1962 and 1973. The pilots of these helicopter ambulances displayed a courage and devotion to duty that earned them widespread respect from soldiers in Vietnam. This book chronicles the early problems of medical evacuation in Vietnam, recounts the valor of several of the Dust Off crews, and describes the procedures and equipment used to speed the movement of patients to in-theater Army hospitals. It also shows the effect that the helicopter had on traditional Army procedures dating back to the Civil War. The widespread use of the helicopter for medical evacuation in America since the Vietnam War testifies to the broader issues raised by this study, and of the relevance of Army history to the civilian community.

二十七、High G Flight: Physiological Effects and Counter-measures

Author: David Newman

Publisher: Routledge

Year: 2015-05-06

Pages: 272

ISBN: 9781472414571

Summary

This book provides a unique, authoritative and detailed examination of the physiological and clinical consequences of human exposure to high G forces. It examines not only the nature of the high G environment, but the physiological effects of exposure to high G on the various systems of the human body. In particular, the susceptibility of the human cardiovascular system to high G is considered in detail, since G-Induced Loss of Consciousness（G-LOC）is a serious hazard for high G pilots. Additionally, the factors that influence tolerance to G and the emerging scientific evidence of physiological adaptation to high G are examined, as are the various countermeasures and techniques that have been developed over the years to protect pilots from the potentially adverse consequences of high G flight, such as the G-suit and positive pressure breathing.

二十八、Introduction to Aviation

Author: Fred Mabonga

Publisher: Authorhouse

Year: 2015-02-20

Pages: 48

ISBN: 9781496969958

Summary

The book covers the historical events of aviation as well as the developments from the first flight and the technological advancements that have made aviation what it is today. Also covered is the role each sector of aviation plays in making up the big picture. It explains in simple terms different core professions in the aviation industry. It covers the core equipment used, with the aircraft at the center of it all. The book can serve as an introduction to aviation for students taking up training in the aviation professions. It can also serve as an informative book for aviation enthusiasts or any other person interested in the basic concept of the aviation industry.

二十九、Decision Making in Aviation

Authors: Don Harris, Wen–Chin Li

Publisher: Routledge

Year: 2015–02–11

Pages: 488

ISBN: 9780754628675

Summary

In some respects, there is nothing extraordinary about pilot decision making given that the underlying cognitive processes are the same as in ordinary decision making. However, it is the context and the consequences of a poor decision which serve to differentiate aeronautical decision making. Furthermore decision making does not occur in isolation, it is a joint function of the flight tasks knowledge equipment on the flight deck and other stressors. This volume contains key papers published over the last 25 years contributed by leading authors in the field which provide an overview of the major paradigms by which aeronautical decision making has been investigated.

三十、Index to FAA Office of Aerospace Medicine Reports: 1961 Through 2008

Author: Federal Aviation Administration

Publisher: Createspace Independent Publishing Platform

Year: 2013–11–30

Pages: 96

ISBN: 9781494263140

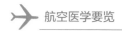

Summary

An index to Federal Aviation Administration Office of Aerospace Medicine Reports （1964–2008） and Civil Aeromedical Institute Reports （1961–1963） is presented for those engaged in aviation medicine and related activities. The index lists all FAA aerospace medicine technical reports published from 1961 through 2008: chronologically, alphabetically by author, and alphabetically by subject.

三十一、2013 Guide for Aviation Medical Examiners

Author: Federal Aviation Administration

Publisher: Createspace Independent Publishing Platform

Year: 2013–08–28

Pages: 330

ISBN: 9781492279563

Summary

Welcome to the Guide for Aviation Medical Examiners. This version of the Guide provides instant access to information regarding regulations, medical history, examination procedures, disposition, and protocols, necessary for completion of the FAA Form 8500–8, Application for Airman Medical Certificate or Airman Medical and Student Pilot Certificate.

三十二、Aeromedical Psychology （1st Edition）

Authors: Carrie H. Kennedy, Gary G. Kay

Publisher: CRC Press

Year: 2013–08–27

Pages: 376

ISBN: 9780754675907

Summary

The book is divided into three parts. The first presents assessment and selection procedures for aviation personnel （i.e. air traffic controllers, flight officers and pilots） and astronauts and the many ways in which both psychologists and psychiatrists are involved in these roles. In the second part, the waiver standards put forth by both the FAA and the various branches of the military are presented, as well as the waiver decision process. In the final part, more specialized issues pertaining to aeromedical psychology are dealt with, namely the psychopharmacological research and regulations applicable to recreational pilots and aviation personnel, managing the aftermath of aviation mishaps and the psychologist's role in accident investigations.

三十三、Rayman's Clinical Aviation Medicine（5th Edition）

Authors: Russell B., M.D. Rayman,Eddie D., M.D. Davenport, Ramon, M.D. Dominguez-Mompell

Publisher: Castle Connolly Graduate Medical Publishing

Year: 2013-05-10

Pages: 485

ISBN: 9780972307673

Summary

The 5th edition of Clinical Aviation Medicine was released in May of 2013 and the series has been renamed Rayman's Clinical Aviation Medicine to reflect the lifetime achievement of Editor and Lead Author Russell B. Rayman, MD, MPH, DAvMed, Colonel（Ret）USAF. Dr. Rayman and seven expert flight surgeons and aeromedical physicians have produced a one-of-a-kind, invaluable daily resource. All chapters of this edition have been updated, including references. The sections on coronary artery disease, valvular disease, pulmonary disease, ophthalmology, and psychiatry were entirely rewritten. A new chapter（not in previous editions）was written on aviation dentistry. Many new disease entities were added as well.

三十四、Aeromedical Training for Flight Personnel

Authors: U. S. Army Training and Doctrine Command, Army School of Aviation Medicine, U. S. Department of the Army

Publisher: Createspace Independent Publishing Platform

Year: 2012-07-02

Pages: 174

ISBN: 9781479372355

Summary

This manual is intended for use by all Army crewmembers in meeting requirements set forth in Army Regulation 95-1, Training Circular 1-210, and other appropriate aircrew training manuals. Training Circular 3-04.93 provides crewmembers with an understanding of the physiological responses that can occur in the aviation environment. It also describes the effects of the flight environment on individual mission accomplishment. In addition, this publication outlines essential aeromedical training requirements（in Chapter 1）that assist commanders and flight surgeons in conducting aeromedical education for Army crewmembers. This publication applies to the Active Army, the Army National Guard/Army National Guard of the United States,

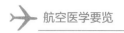

and the United States Army Reserve unless otherwise stated.

三十五、Aviation Life Support System Management Program: The Official U.S. Army Training Circular Tc 3-04.72 (FM 3-04.508)(October 2009)

Authors:U. S. Army Training and Doctrine Command, Army Aviation Center of Excellence

Publisher: Military Bookshop

Year: 2011-11-25

Pages: 72

ISBN: 9781780399508

Summary

Training Circular 3-04.72 provides technical information concerning Aviation Life Support System (ALSS) management and training programs. This circular is designed for commanders, their staffs, small unit leaders, and technicians who have responsibility for ALSS management. This circular supersedes Field Manual 3-04.508. Aviation life support equipment (ALSE) enhances and sustains the safety of aircrews and passengers throughout the flight environment. ALSE incorporates comfort into items designed to provide individuals with an increased degree of survivability and recovery during an aviation mishap.

三十六、The Neurosciences and the Practice of Aviation Medicine

Author: Anthony N.Nicholson

Publisher: CRC Press

Year: 2011-11-24

Pages: 524

ISBN: 9780754672920

Summary

This book brings the neurosciences to aviation and is concerned with the physiology, pathology and clinical aspects of exposure to altitude (including mountaineering), linear and angular accelerations, and circadian desynchrony. The text relates the potential effects of the environment to disorders of the central nervous system that are directly relevant to individuals operating in the aviation domain. With this integration the implications of disorders of the central nervous system to aircrew are explored and current management and therapeutics discussed.

三十七、Aeromedical Evacuation

Author: Hurd

Publisher: Springer

Year: 2010−12−01

Pages: 374

ISBN: 9781441931382

Summary

The book discusses the history of aeromedical evacuation triage and staging of the injured patient evacuation from site of injury to medical facility air frame capabilities medical capabilities in flight response to in flight emergencies and mass emergency evacuation. Specific medical conditions are addressed in detail in the second half of the book and more Over 80 illustrations provide a useful review of transport equipment and both medical and surgical treatment. Algorithms outline patient triage and management from the field or site to the medical facility This text is a must have reference for all armed forced physicians and flight surgeons for general and trauma surgeons internists intensive care specialists orthopaedic surgeons and public health service physicians.

三十八、Handbook of Aviation Medicine: and In−Flight Medical Emergencies

Author: U. Stuben

Publisher: MWV Medizinishch Wissenschaftliche Verlagsgesellschaft OHG

Year: 2010−11−04

Pages: 232

ISBN: 9783941468054

Summary

This book is based on the authors many years of experience as aeromedical practitioners at Deutsche Lufthansa, making medical clearance decisions regarding injured and ill passengers on a daily basis. It should help physicians and travelers understand the peculiarities and stresses of air travel in order to avoid the pitfalls and stumbling blocks when dealing with medical problems. If the provided recommendations and the regulations are followed, nothing should stand in the way of an uneventful trip.

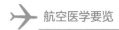

三十九、Aviation Visual Perception

Author: Randy Gibb

Publisher: Ashgate Publishing Group

Year: 2010–04–28

Pages: 312

ISBN: 9780754674979

Summary

Despite physiological limitations for sensing and perceiving their aviation environment, pilots can often make the required visual judgments with a high degree of accuracy and precision. This book provides a comprehensive, single–source document encompassing various aspects of aviation visual perception.

四十、Human Factors in Aviation

Authors: Eduardo Salas, Dan Maurino

Publisher: Academic Press

Year: 2010–02–11

Pages: 732

ISBN: 9780123745187

Summary

This edited textbook is a fully updated and expanded version of the highly successful first edition of Human Factors in Aviation. Written for the widespread aviation community — students, engineers, scientists, pilots, managers, government personnel, etc., HFA offers a comprehensive overview of the topic, taking readers from the general to the specific, first covering broad issues, then the more specific topics of pilot performance, human factors in aircraft design, and vehicles and systems. The new editors offer essential breath of experience on aviation human factors from multiple perspectives（i.e. scientific research, regulation, funding agencies, technology, and implementation）as well as knowledge about the science.

四十一、Handbook of Aviation Human Factors

Authors: John A. Wise, V. David Hopkin, Daniel J. Garland

Publisher: CRC Press

Year: 2009–12–01

Pages: 704

ISBN: 9780805859065

Summary

Completely revised and updated this second edition includes additional information on important topics in aviation such as security and human error issues. FAA suggestions and new requirements passenger satisfaction and risk analysis factors and crew resource management issues and team work. It contains expanded information on standard subjects including human capabilities and performance aircraft and flight simulation air traffic control issues operations and intelligent avionics and forensic aviation and accident analysis. The book is suitable as a reference text for a course in Aviation Human Factors as well as a reference for professionals in the field.

四十二、Principles and Practice of Aviation Medicine

Authors: Claus Curdt-Christiansen, Jorg Draeger Pro, Jurgen Kriebel

Publisher: World Scientific Publishing Company

Year: 2009-05-04

Pages: 852

ISBN: 9789812388612

Summary

The book provides an up-to-date overview of the history of aviation medicine and the development of medical requirements for licensing. Also the physiological foundation for flight, the physiology of the sensory organs, exposure to cosmic radiation, the preventative aspects of aviation medicine, the role of medical factors in accident investigation, and passenger health issues are covered. The bulk of the book is the clinical part which contains several chapters and sub-chapters on clinical aviation medicine with detailed guidance on how to examine aircrew and how to determine their fitness for flight. In addition, the book includes a chapter on the international medical requirements and other pertinent rules and regulations for medical certification set by the Joint Aviation Authorities（JAA）and the Federal Aviation Administration of the United States（FAA）, as well as the latest revised medical standards and recommended practices of the International Civil Aviation Organization（ICAO）.

四十三、Human Error in Aviation

Author: R. Key Dismukes

Publisher: Routledge

Year: 2009-03-20

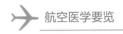

Pages: 608

ISBN: 9780754628316

Summary

Most aviation accidents are attributed to human error, pilot error especially. Human error also greatly effects productivity and profitability. This book points out that these facts are often misinterpreted as evidence of deficiency on the part of operators involved in accidents.

四十四、Nathan Zuntz: His Life and Work in the Fields of High Altitude Physiology and Aviation Medicine

Authors: Hanns−Christian Gunga

Publisher: Academic Press

Year: 2008−12−15

Pages: 272

ISBN: 9780123747402

Summary

This book focuses on the life and work of Nathan Zuntz（1847−1920）, a German physiologist, who made significant contributions to high altitude physiology and aviation medicine and describes Zuntz's contribution to high altitude physiology and aviation medicine. It discusses high altitude physiology and aviation. He achieved fame for his invention of the Zuntz−Geppert respiratory apparatus in 1886 and the first treadmill（Laufband）in 1889. He also invented an X−ray apparatus to observe cardiac changes during exercise and constructed a climate chamber to study exercise under varying and sometimes extreme climates.

四十五、 Dictionary of Aviation

Author: David Crocker

Publisher: A & C Black

Year: 2008−06−19

Pages: 253

ISBN: 9780713687347

Summary

This revised edition contains over 5,000 terms used by air traffic controllers, pilots, cabin crew, maintenance crews, ground staff and other airline personnel. Designed for those specialising in aviation and related industries, including trainee pilots, maintenance engineers and other professionals, this dictionary has all the words you need. For those in need of a handy reference for everyday work, this new release should prove most useful.

四十六、Fundamentals of Aerospace Medicine

Authors: Jeffrey R. Davis, Robert Johnson, Jan Stepanek

Publisher: Lippincott Williams and Wilkins

Year: 2008−04−01

Pages: 724

ISBN: 9780781774666

Summary

Now in its Fourth Edition with a new editorial team, this book addresses all medical and public health issues involved in the care of crews, passengers, and support personnel of aircraft and space vehicles. Coverage includes human physiology under flight conditions, clinical medicine in the aerospace environment, and the impact of the aviation industry on global public health. This edition features new chapters on radiation, toxicology and microbiology, dental considerations in aerospace medicine, women's health issues, commercial human space flight, space exploration, and unique aircraft including parachuting. Other highlights include significant new information on respiratory diseases, cardiovascular medicine, infectious disease transmission, and human response to acceleration.

四十七、Aviation Mental Health

Author: Todd Hubbard

Publisher: Routledge

Year: 2006−09−18

Pages: 376

ISBN: 9780754643715

Summary

This book provides an authoritative and practical guide to the assessment management treatment and care of pilots and other professional groups within aviation covering a range of relevant topics for health and human resources practitioners working in the airline industry.

四十八、Aircraft Accident Investigation − 2nd Edition

Authors: Richard Wood, Robert Sweginnis

Publisher: Endeavor Books

Year: 2006−04−24

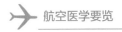

Pages: 516

ISBN: 9781892944177

Summary

Based on over fifty years of practical experience in aircraft accident investigation. This book covers all aspects of aircraft accident investigations, including new information on the investigation of inflight fires, electrical circuitry, and composite structure failure; explains the investigation procedures required by the NTSB and ICAO; introduces basic investigation techniques, aeronautical and structural knowledge useful to investigators as well as analysis, investigation management and report writing.

四十九、Ernsting's Aviation Medicine

Authors: David J. Rainford, David P. Gradwell

Publisher: Hodder Arnold

Year: 2006-03-31

Pages: 864

ISBN: 9780340813195

Summary

Ernsting's Aviation Medicine applies current understanding in medicine, physiology, and the behavioral sciences to the stresses faced by both civil and military aircrew on a daily basis. The fourth edition of this established textbook has been revised and updated by a multidisciplinary team of experienced contributors, and includes new chapters on aeromedical evacuation, commercial passenger fitness to fly, transport aircraft and passenger safety cosmic radiation, and naval air operations. This is an essential text for all civil or military aviation medicine practitioners. It is also recommended reading for those with a wider interest in the medical problems of professional or recreational flying, air transport and the aviation industry.

This established textbook applies current understanding in medicine, physiology and the behavioural sciences to the stresses faced by aircrew, and is essential for all civil or military aviation medicine practitioners preparing for professional examinations and in daily practice.

五十、Introduction to Air Medicine

Author: Clyde Deschamp

Publisher: Prentice Hall

Year: 2005-09-27

Pages: 384

ISBN: 9780131134942

Summary

This valuable reference presents an introductory overview of air medicine and all its components and operations. Developed out of the author's extensive experience in orienting new air medical employees, this is the perfect resource for anyone who is interested in pursuing a career in air medicine, running a flight program, or who interacts with a flight team.

五十一、 Spatial Disorientation in Aviation

Author: Fred H. Previc

Publisher: American Institute of Aeronautics and Astronautics

Year: 2004-01-01

Pages: 555

ISBN: 9781563476549

Summary

The book examines the long history of spatial disorientation in flight, describes the movements of aircraft in mathematical detail, and explains how these movements can conspire to fool human sensory systems that evolved for life on the ground. It examines the structure and functions of the vestibular organs of the inner ear and their limitations under low-visibility flight situations. The book also examines the visual mechanisms that contribute to perceptions of self motion, describes the contribution of psychological factors to spatial disorientation and defines the types of visual and nonvisual illusions pilots experience in flight.

五十二、A Human Error Approach to Aviation Accident Analysis

Author: Douglas A. Wiegmann

Publisher: American Institute of Aeronautics and Astronautics

Year: 2003-10-01

Pages: 350

ISBN: 9780754618751

Summary

Appropriate for all levels of expertise, this book provides the knowledge and tools required to conduct a human error analysis of accidents, regardless of operational category（military, commercial or general aviation）. The book contains a complete description and domestication of

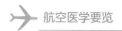

the Human Factors Analysis and Classification System （HFACS）, which incorporates James Reason's model of latent and active failures as a foundation. It attracts a very broad readership. This book will also be used in courses designed for military safety officers and flight surgeons in the U.S. Navy, Army and the Canadian Defense Force, who currently utilize the HFACS system during aviation accident investigations. Finally, this book serves as an excellent reference guide for many safety professionals and investigators already in the field.

五十三、Human Performance & Limitations in Aviation （3rd Edition）

Authors: R. D. Campbell, Michael Bagshaw

Publisher: Wiley-Blackwell

Year: 2002-04-04

Pages: 208

ISBN: 9780632059652

Summary

This book provides an excellent basic understanding of the human body, its limitations, the psychological processes and how they interact with the aviation environment. The book has been completely revised and rewritten to take account of the new syllabus. The coverage of basic aviation psychology has been greatly expanded, and the section on aviation physiology now includes topics on the high altitude environment and on health maintenance. It is quite useful for those studying for the PPL and for all pilots who would like to be reminded of their physiological and psychological limitations.

五十四、Aerospace Clinical Psychology

Author: Raymond E. King

Publisher: Taylor & Francis Ltd

Year: 1999-09-24

Pages: 136

ISBN: 9780754611059

Summary

This book has much to offer the audiences who intersect the Human Factors and clinical areas of aviation and operators in extreme environments. It deftly defines specific touchstone areas such as selection, training, accident investigation, measurement and testing, and practical interventions. It serves as a handbook for dealing with aviators and other operators, those seen as patients as well as those functioning 'normally', who none-the-less wish to improve their performance. It also provides a blueprint for combining the talents of clinical psychologists with flight surgeons and Human Factors practitioners to enhance safety and efficiency.

五十五、Human Factors for Pilots

Authors: Roger G Green, Helen Muir, Melanie James, David Gradwell, Roger L. Green
Publisher: Avebury Technical
Year: 1996-01-30
Pages: 160
ISBN: 9780291398277

Summary

Originally written as a primer to enable commercial pilots to have a complete understanding of the subject, in order to take the UK CAA and similar mandatory exams, this edition is slightly extended to take in the requirements of pilots and other professional aviation personnel.

第三节　航空航天医学主要译著

一、Aerospace Clinical Psychology /《航空航天临床心理学》

作者：（美）Raymond E.King（雷蒙德·金）
主译：马海鹰
出版社：复旦大学出版社
出版时间：2020-03-01
页数：105 页
ISBN：9787309133295

内容简介

《航空航天临床心理学》共分为十二个部分，包括选拔、心理测试、压力报告、教学、评估建议、干预、动机与恐惧、晕机的预防和处理以及空难调查等内容。本书从实际应用出发，对航空航天临床心理学的研究范围和工作职能进行了全面介绍，并有许多简便易行的测评工具，有助于读者了解如何从培养的源头选拔抗压能力强的人成为飞行员；了解如何为飞行员提供对抗心理压力的知识、训练及相关技巧，在飞行员遭遇重大危机事件时应该如何处置；介绍具体建议和行之有效的操作方法，尤其是"干预措施"，介绍了关于缓解压力、调节情绪、减轻体重、睡眠管理等经典方法和技巧，对压力较大的军人、警察、公务员、教师、企业白领等人群有很好的参考借鉴价值。

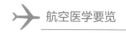

二、Principles and Direction of Air Medical Transport（2nd Edition）/《航空医学转运指南》（第2版）

作者：（美）Ira J. Blumen（艾拉·布鲁曼）

主译：张进军，王天兵，王鹏

出版社：人民卫生出版社

出版时间：2019-03-01

页数：880页

ISBN：9787117279673

内容简介

《航空医学转运指南》（第2版）反映了美国航空医师协会的使命和责任，旨在从医学方向、研究、教育、安全、领导能力和协作等各方面促进航空急救护理的不断完善，是全球和整个航空医学行业内的一本内容全面、资源丰富的专业书籍。该书共九十三章，内容包括了航空医学、航空、通信和管理等全部内容，还有专门针对美国军事医疗运送和其他国家航空医疗运送（国际）的章节。

三、Aviation Pharmacology/《航空药理学》

作者：（美）Virginia E. Watling（维吉尼亚·沃特龄）

译者：李玉娟

出版社：中国科学技术出版社

出版时间：2017-10-01

页数：130页

ISBN：9787504675286

内容简介

《航空药理学》共分十章，阐述了载人航天飞行以及地面模拟失重过程中与药物吸收、分布、代谢、排泄相关的生理学变化，并总结了实际航天员用药的药物动力学数据、地面模拟失重模型（包括人和动物）的药物动力学数据，进而深入分析了失重条件下药物动力学的变化规律；同时对机体的其他系统，如骨骼肌、神经系统等在失重和辐射条件下的变化进行了总结，以期为空间用药规律提供可借鉴的指导。目前，航天失重条件下的药物动力学研究极为少见。本书总结了有限的航天员实际样本和地面模拟的药物动力学数据，对此类研究是有利的补充，也为本领域的研究人员提供了有力参考。该书为如何认识与药物动力学相关的航天失重生理变化、用药规律、用药安全、剂量和剂型设计等提供了重要依据。

四、Flight Surgeon Support to United States Air Force Fliers in Combat/《航空军医在战火中成长》

作者：（美）David. R. Jones（大卫·琼斯）， Royden. W. Mars（罗伊登·马斯）

主译：钟方虎，于丽，贺青

出版社：军事医学出版社

出版时间：2016-01-01

页数：296 页

统一书号：1480121.75

内容简介

《航空军医在战火中成长》共分六章，从学术和历史的角度介绍了美国陆军军事航空肇始、第二次世界大战中的美国空军、冷战柏林空运和朝鲜战争、越南战争和持续的冷战、冷战不对称战争及反恐中航医在美国空军作战中发挥的作用。经过深入的分析和研究，作者认为，航空医学应该随着军事航空的发展不断地创新，以适应战争的需要，同时也要继承前辈们的经验，保存技术骨干，避免战后技术力量断档、宝贵的经验失传。本书为航空军医们提供了非常丰富的信息，对我军而言也有一定的借鉴意义。

五、Aeromedical Psychology /《航空医学心理学》

作者：（美）Carrie H. Kennedy（卡丽·肯尼迪）， Gary G. Kay（加里·凯）

主译：宋华淼

出版：军事医学科学出版社

出版时间：2016-01-13

页数：249 页

ISBN：9787516306185

内容简介

《航空医学心理学》是心理学在娱乐、商业、军事航空安全性和有效性方面的实际应用。本书共分十五章，为读者提供了一套全面的，包括心理健康指导、物质滥用、神经心理评估以及精神类药物使用在内的指南，并对疲劳问题、晕机、恐飞及年龄较大飞行员的相关问题进行了探讨。本书具有较高的专业性和权威性，适合航空航天领域及航空医学心理学领域学者使用。

六、Standards of Medical Fitness/《美俄空军飞行人员医学鉴定标准及条例》

作者：Headquarters Department of the Army Washington, DC 29 May 2007

主译：张雁歌

出版社：人民军医出版社

出版时间：2016-04-01

页数：146 页

统一书号：55091·0122

内容简介

编者在参考美俄空军飞行人员医学鉴定标准及条例的基础上编译介绍了美国空军飞行人员医学标准、美军无人驾驶飞机系统（USA）医学标准以及俄罗斯联邦武装部队空军飞行人员医学鉴定条例，具体反映了美俄空军飞行人员医学鉴定与健康管理模式，对我军新型航空武器装备管理、空军飞行人员医学鉴定具有一定借鉴、参考作用。本书适合航空航天医学科研工作者、空军领导机关相关管理人员及招飞体检工作者查阅参考。

七、Human Performance Modeling in Aviation/《航空人体行为建模》

作者：（美）David C. Foyle（大卫·福伊尔），（加）Becky L. Hooey（贝基·霍伊）

译者：陈冰，于薇薇，王靖宇

出版：国防工业出版社

出版时间：2015-12-01

页数：282 页

ISBN：9787118098006

内容简介

《航空人体行为建模》共分三篇五章，是一本完全以航空学中的人体行为建模为主题的著作。在强调建模重要性的同时，正如 Gluck 和 Pew 在 2005 年所做的一样，基于处理相同任务和上下文场景，对五种人体行为模型从性能和实用性方面进行了对比分析，体现了《航空人体行为建模》的重要价值。另一个优点是编著者没有在阐述模型对比之后止步，而是继续寻找和记录模型开发者在建模过程中的回顾反思以及模型的新进展，总结说明了在航空领域内五种模型的整体性能以及人体行为建模的新进展。

八、The Oxford handbook of the military psychology/《牛津军事心理学》

作者：（美）Janice H. Laurence（珍妮丝·劳伦斯），（美）Michael D. Matthews（迈克尔·马修斯）

译者：杨征，胡向军

出版社：科学出版社

出版时间：2014-01-01

页数：416 页

ISBN：9787030394217

内容简介

《牛津军事心理学》共分二十七章，涉及临床心理学、普通心理学在军队特殊领域的应用、人机工效与组织心理学、实验心理学和社会心理学五大类，内容十分丰富，从新兵的招募、训练、社会化和分配到对军官的选拔、任用、激励、管理与社会支持，还有教育、矫正和治疗等，不仅对军事心理学在各领域的历史沿革情况做了系统的介绍，而且突出反映了当代军事心理学最关注的前沿问题和全新研究进展，是一本体现时代特点、内容翔实的军事心理学小百科全书。《牛津军事心理学》的编著者都是著名的军事心理学专家，有现役军人、学者和临床医生，还有军队的文职人员和政府工作人员，每一章的内容都是由该领域专业的专业人员编写。本书可以作为军事院校心理学学员的教学参考书，也可作为军事人员学习心理学知识的推荐读物，同时还适合热爱军事心理学的各类人群阅读使用。

九、U.S. Military Aviation Medical Training Course/《美军航空医学训练教程》

主译：许也齐，王林

出版社：人民军医出版社

出版时间：2013-09-01

页数：286 页

ISBN：9788638777167

内容简介

《美军航空医学训练教程》是美国陆军现役和后备军人的航空医学训练教材，概述了飞行人员需要的基本航空医学知识，包括高空生理学、空中压力和疲劳对飞行员的影响及应对措施、航空环境下噪声振动、极端温度等对人体的影响，飞行情况下视觉的变化等，还介绍了高空舱定向、高空舱快速减压实际操作，并提出了航空医学训练纲要，对重新生效和弃权、训练记录、航空医学训练与其他特种训练提出了具体的标准和要求。本书适合航空医学系学生、航空医学训练培训人员及临床医师阅读参考。

十、US Army Survival Manual/《美军生存手册》

作者：United States Army Forces Command: FORSCOM（美国陆军部）

译者：陈浩

出版社：新世界出版社

出版时间：2012-08-01

页数：350 页

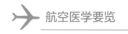

ISBN：9787510428999

内容简介

《美军生存手册》是由美国陆军司令部制定，专属美军野战部队的权威训练手册，是肯尼迪作战中心指定教程。本中文版为其最新升级版的国内唯一全译本，旨在打造"最权威、最全面的野外生存指南"，为读者解决所有户外生存难题。全书共分二十三章，配以286幅清晰的图解说明，详细介绍了在各种地点和气候条件下的医疗急救、工具制造、避身所搭建、食物和水的获得、辨别方向、发信号及其他各种野外生存必备技能，是探险、徒步旅行、极限运动等背包客的必备手册，教你如何在任何地点、任何气候、任何条件下生存下去！

十一、An Illustrated Dictionary of Aviation/《英汉航空图解词典》

作者：（印）B.Kumar（库玛尔），（印）D.DeRemer（德雷姆）

译者：徐元铭

出版：航空工业出版社

出版时间：2009–12–01

页数：553 页

ISBN：9787802433960

内容简介

《英汉航空图解词典》为（An Illustrated Dictionary of Aviation）的中文版，收录词条约 7 400 个，包含图释约 2 400 幅，覆盖面较宽，涉及航空航天各专业领域的英文技术词汇，涵盖航空器、航天器、动力系统、仪器仪表、机载设备、航空测绘、导航、空管、机场、维修、天文、气象、航空医学等军用航空、民用航空以及通用航空的各个方面。本词典可以作为专业参考书和辅助学习工具，适合从事航空航天相关工作的科研人员、工程技术人员以及院校师生等参考使用。

十二、ФИЗИОЛОГИЯ ЛЕТНОГО ТРУДА/《飞行劳动生理学》

作者：（俄）В.С.НОВИКОВ（诺维科夫）

主译：陈炎琰

出版社：蓝天出版社

出版时间：2009–01–01

页数：426 页

内容简介

《飞行劳动生理学》共五篇二十一章，主要介绍了飞行劳动生理学与心理生理基础、飞行因素作用下的机体功能、不同活动条件下的机体功能、飞行安全的心理生理学基础以及航天生理学基础等内容。本书基本反映了俄罗斯20世纪80～90年代在航空航天医学方面的研究成果、理论创新和实践经验，内容丰富，实用性和可操作性较强，有助于我国航空航天医学工作者了解、掌握来自俄罗斯的航空航天医学知识。

十三、Fundamentals of Space Medicine/《航天医学基础》

作者：（法）Gillins Clement（吉靳斯·克莱芒）

译者：陈善广等

出版社：中国宇航出版社

出版时间：2008-05-01

页数：464 页

ISBN：9787802183094

内容简介

《航天医学基础》共分八章，是航天医学的基础教材。该书系统地阐述了有关航天医学的基本概念、基本理论、基本方法和国内外研究的进展，内容包括航天中各种特殊环境因素对人体的影响及相应的防护措施，航天员所应具备的特殊条件和选拔、训练的方法及内容，为保证航天员的安全、健康和工作效率而对载人航天器设计的特殊要求，并对载人航天的未来发展趋势进行了展望。本书可作为航天员的培训教材和从事载人航天的专业技术人员、管理人员以及从事生理、特殊医学（环境医学，航空、航海医学等）研究人员的参考读物，还可作为高等院校师生的教学参考书。

十四、A Human Error Approach to Aviation Accident Analysis-The Human Factors Analysis and Classification System /《飞行事故人的失误分析 — 人的因素分析与分类系统》

作者：（美）Douglas A. Wiegmann（道格拉斯·维格曼），（美）Scott A. Shappell（斯科特·夏佩尔）

译者：马锐

出版社：中国民航出版社

出版时间：2006-07-01

页码：152 页

ISBN：9787801107343

内容简介

《飞行事故人的失误分析——人的因素分析与分类系统》共分七章，详细阐述了人的因素分析与分类系统（HFACS）产生的历史背景、理论基础、框架结构及实际应用情况，为军事飞行、民用航空或通用航空等有人参与的复杂系统提供了开展意外事故人的失误分析所需要的知识和工具。

十五、The Pilot's Handbook of Aeronautical Knowledge（4th Edition）/《飞行员航空知识手册》（第 4 版）

作者：（美）Paul E. Illman（保罗·伊尔曼）

译者：王同乐

出版社：航空工业出版社

出版时间：2006-06-01

页码：450 页

ISBN：9787801836625

内容简介

《飞行员航空知识手册》（第 4 版）共分十四章，由我国通用航空领域的专家翻译整理而成，对通用航空飞行员应知应会的内容进行了详细的叙述，在相关章节不仅设置了包括飞行原理、天气、仪表、飞机结构、航空器性能和导航等基本知识，而且在每章后面都安排了学习测试要点。通过阅读本书中的具体事例及基础介绍，能够对掌握通用航空飞行员应熟知的知识有所裨益。本书适合通用航空领域相关人员阅读，部分内容需结合我国通用航空实际情况参考使用。

十六、Clinical Aviation Medicine/《临床航空医学》（第三版）

作者：（美）Russell B. Lehman（拉塞尔·雷曼），John D, Hastings（约翰·黑斯廷斯），William B. Kruyer（威廉·克鲁耶），Richard A. Levy（理查德·利维）

译者：纪桂英，王巍

出版社：空军后勤部卫生部

出版时间：2005-05-01

页数：209 页

内容简介

《临床航空医学》（第三版）共十一章，主要介绍了内科学、矫形外科学、神经病学、眼科学、耳鼻喉科学、心脏病学、生殖泌尿科学、皮肤病学、精神病学、肿瘤学等内容。相较于前两版，许多章节进行了重写和更新，心血管疾病、神经疾病和精神疾病等章节均为新增内容。本书供空军航空临床医师、体检医师和航空军医阅读、参考，有利于进一步做好空军临床航空医学工作和部队航空卫生保障。

十七、United States Naval Flight Surgeon's Manual/《美国航空军医规范》

作者：（美）（R. K. Ohslund）奥斯隆德

主译：钟方虎，陆惠良

出版社：解放军出版社

出版时间：2004-10-01

页数：590 页

内容简介

《美国航空军医规范》共二十四章，分别介绍了美国海军航空航天医学的各个方面，包括航空生理学、加速度与振动、前庭功能、航天飞行问题、内科学、神经病学、耳鼻喉科学、眼科学、皮肤病学、性传播疾病、航空心理学的合格条件、舰队陆战部队航空医学、航空母舰医学、疑难病例的处置、航空医疗后送、药物与飞行、滥用酒精和酒精中毒、疲劳、热负荷和热损伤、毒理学、飞机应急逃生、飞行事故调查、飞行事故的可生存性、飞行事故尸检等，也对处理其他复杂的系统性行政管理方法进行了指导。本规范介于医学部手册和航空航天医学课本之间，旨在为航空军医的航空航天医学正式课程提供提示性材料，并强调了美国海军航空军医处于军事应用医学的最高水平。

十八、Handbook of military psychology/《军事心理学手册》

作者：（以色列）Gal R.（盖尔）

主译：苗丹民

出版社：中国轻工业出版社

出版时间：2004-09-01

页数：670 页

ISBN：9787501945788

内容简介：

《军事心理学手册》共分七篇三十九章，在国际上被公认为是迄今为止最具权威性、最全面的军事心理学专著，由众多国家的杰出军事心理学家协作撰写，其共同探讨了军事心理学的各个领域——评估、领导、人力资源、环境因素、个人和团体行为、临床和组织应用、特殊的军事团体和军事课题等。每章内容包括对该研究领域的历史回顾、最新的研究进展、批判性的分析评价以及大量的参考文献。

十九、Aircraft Mishap Investigation Handbook / 航空器事故医学调查手册（第一版）

作者：The Society of United States Air Force Flight Surgeon（美国空军航空医师协会）

译者：周毓瑾，丰廷宗

出版社：中国民用航空总局

出版时间：2004-08-01

页数：270 页

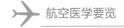

内容简介：

《航空器事故医学调查手册》是美国空军航空医师协会出版的《Aircraft Mishap Investigation Handbook》的中文译本。该手册就航空器事故医学调查职责、调查内容和方法、技术评价、事故调查报告以及调查机构、装备等内容进行了详尽的论述和说明，并在附录中列出美国航空器事故调查的法律法规以及参考资料，这些对我国民航航空器事故医学调查工作具有重要的参考价值。为使读者准确把握手册内容，本手册采用中文译文与英文原文出版。

二十、Fundamentals of Aerospace Medicine/《航空航天医学基础》

作者：（美）R. L. DeHART（德哈特）

译者：《航空航天医学基础》翻译组

出版社：解放军出版社

出版时间：1990-02-01

页数：799 页

ISBN：7123456780950

内容简介

《航空航天医学基础》共五篇三十三章，概述了航空航天医学发展史、现状及未来展望，内容较丰富，几乎涉及该学科的所有方面，重点介绍了高空生理学、生物动力学、人机工程、航空救生、航空医学勤务、民航医学、临床航空医学等。各章均由专家撰写，附有大量插图和参考文献。本书对航空医生、航空医学教学研究人员、临床航空医生以及航空航天工程人员都有很大参考价值。

二十一、《航空医学工程参数》

编著：王彤，陆惠良，张有谟，等

出版：空军第四研究所

出版时间：1986-06

页数：282 页

内容简介

现代飞机的设计必须考虑人的生理心理要求。为了适应航空工业发展的需要，编者编写了这本《航空医学工程参数》供飞机设计、定货与验收人员、航空医学工作者及其他有关人员参考。此外，在飞机的使用和维护中，对于有关人员的卫生保障工作，本书也有参考价值。

本书共分九章，即生物大气要求、温度的医学要求、生物力学要求、听觉要求、视觉要求、辐射的防护、飞行员的卫生保障、生存与营救的要求、人体测量，并附图 328 幅、

表92个，简要介绍了各部分的基本理论、试验数据及设计标准。本书以国外数据资料为主，人体测量系我国飞行员的数据。

二十二、Aviation Medicine/《航空医学》

作者：（英）Geoffrey Dhenin（杰弗里·德宁）

译者：《航空医学》翻译组

出版社：中国人民解放军空军后勤部卫生部

出版时间：1982–11

页数：663 页

内容简介

《航空医学》分为上下两卷，主要包含了生理学原理和职业及临床问题。本书由英国皇家空军医学研究所成员编写，集各方面之大成，有来自教科书、杂志、论文和报告记录的资料，也凝聚了众多资深航空医学研究和实践人员在不断地研究与实践中积累的经验。本书对所有业务方面与航空相关的卫生人员都有极大价值，同时对重视人的生理和心理极限的航空工业界而言，也是一本权威的专业书籍。

二十三、Fundamentals of aviation and space medicine /《航空与空间医学基础》

编著：蔡翘，封根泉，杨元辅

出版社：国防工业出版社

出版时间：1979–06

页数：344 页

内容简介

本书介绍了航空与空间医学的发展史，分析了航空和宇航的环境条件，特别着重分析了与医学有关的航空和宇航环境条件，探讨了人对航空与宇航环境效应的一般规律。书中还介绍了与重力变化及动力飞行有关的医学问题，分析了失重对人体的影响，介绍了相应的医疗措施。此外，还介绍了缺氧、辐射及环境温度等因素对人体的影响以及相应的医务保证。

此书可供航空医生、空间医学人员、飞行体检医生、飞行人员、宇航员以及从事飞机和飞船设计工作的工程技术人员参考。

二十四、Theory and practice of aviation medicine /《航空医学的理论与实践》（1951 年版）

作者：（美）Harry G. Armstrong（哈里·阿姆斯特朗）

译者：朱增强，蔡松年等

出版社：军委卫生部出版

出版时间：1951–05

页数：298 页

内容简介

1950 年空军后勤部卫生部组织专家翻译了 1943 年出版的英文著作《Theory and practice of aviation medicine》（第二版）。该书重点介绍了航空医学的基础理论与实践，虽然书中有些内容并不符合我们的实际需要，但可供医务工作者学习航空医学知识时参考使用。

二十五、《航空医学入门》

编著：蔡翘

出版社：华东医务生活社

出版时间：1951–09

页数：49 页

ISBN：9783030450708

内容简介

《航空医学入门》共八章，主要介绍了高空中的气体交换、高空中氧缺乏的补偿反应、高空病、气压低落的机械影响、高空氧栓病、加减速度的影响、高空飞行时其他可以影响身体的因素及飞行员的保健问题等内容。本书简要介绍了一些一般性航空生理常识，可供初学者学习参考。

二十六、Aviation Medicine/《航空医学》

编著：中国人民解放军空军后勤部卫生部

出版社：人民军医出版社

出版时间：1955–10

页数：526 页

内容简介

《航空医学》根据苏联航空医学研究成果，用巴甫洛夫唯生理学观点写成，在苏联是航空医生的教科书。全书共三部分二十四章，主要介绍了航空生理学、航空卫生和空勤人员的医务鉴定三大部分内容。我军卫生人员应认真学习书中介绍的先进理论和经验，同时要考虑到中国空军人员体质、生活习惯和苏联空军人员不尽相同，部分阈限数值和措施不能作为机械的条文，要结合实际，将这些先进的理论和经验认真地应用到工作中去，并加以创造性地发展。本书所展现的科学性和人文关怀也值得我们空军卫生人员学习。

（于 丽 罗 晓 郑珺文 编写）

第五章

航空航天医学期刊

　　航空航天医学核心期刊是航空航天领域最为优选的信息源，有很高学术价值，对于不断更新专业知识、及时准确获取高质量的航空航天医学科研信息意义非凡。在航空航天医学领域，《中华航空航天医学杂志》《航空军医》是国内航空航天医学文献刊载最密集的刊物，《航天医学与医学工程》《空军航空医学》《空军军医大学学报》《航空航天医学杂志》《解放军医学杂志》《人民军医》及《军事医学》等也收录了许多航空航天医学专业文献。Aerospace Medicine and Human Performance《航空航天医学与人体效能》、Air Medical Journal《航空医学杂志》、Human Factor & Aviation Medicine《人的因素与航空医学》、Indian Journal of Aerospace Medicine《印度航空航天医学》等杂志均为国际上公认的航空航天医学核心期刊。本章重点介绍了较多发表航空航天文献的航空航天医学专业和医学专业期刊的相关信息，读者可以通过查阅浏览，迅速找到与自己研究领域最为对口的期刊。定期阅读专业文献对航空航天医学工作者系统学习和掌握航空航天医学理论知识、了解国内外航空航天医学科学研究最新研究发展动态、提高科研创新水平以及在核心期刊发表自己科研论文的成功率裨益良多。

第一节　国内航空航天医学主要期刊

一、《中华航空航天医学杂志》（Chinese Journal of Aerospace Medicine）

　　国内刊号：11-3854/R，国际刊号：1007-6239，邮发代号：自办发行

　　地址：北京市海淀区阜成路 28 号院，邮编：100142

　　电话：010-66927105

　　邮箱：hkbjb@sina.com

　　网址：www.medline.org.cn

　　《中华航空航天医学杂志》（季刊）创刊于 1990 年，是中华医学会主办、中国科学技术协会主管的以航空航天医学为主要研究内容的综合性学术期刊，国内外公开发行。刊文内容主要包括航空医学、航天医学、航空航天生理学、航空航天神经生理学和（或）

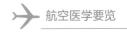

视觉科学、各种加速度影响及其防护、航空航天人机工程、航空航天操纵技能与心理生理学、航空医疗运输等。主要栏目包括论著、临床研究、短篇论著、航医实践、病例报告和综述等，主要读者对象为从事航空航天医学专业的高、中级专业人员和航空航天人 – 机工程人员。

二、《空军航空医学》（Aviation Medicine of Air Force）

国内刊号：10-1860/R，国际刊号：2097-1753

地址：北京市海淀区阜成路 30 号，邮编：100142

电话：010-66928309

邮箱：kjyxzz@163.com

网址：http://kjhkyx.journalx.cn/

《空军航空医学》（原《空军医学杂志》《空军总医院学报》）（双月刊）创刊于1985 年，是由空军军医大学主管，空军特色医学中心主办、编辑出版的国内外公开发行的综合性医药卫生学术期刊。本刊以刊登军事航空医学、临床医学、基础医学以及相关学科的学术论文为主体，反映空军医学的技术优势和科技水平，跟踪医学科技发展前沿，报道空军的医学科技信息。主要栏目有学术论著、专题讲座、知识介绍、文献综述、经验交流、病例报告、病例讨论、临床护理，主要读者对象为航空医学的医疗、教学、科研、管理等领域的专业从业人员。

三、《航天医学与医学工程》（Space Medicine & Medical Engineering）

国内刊号：11-2774/R，国际刊号：1002-0837，邮发代号：82-616

地址：北京市海淀区北清路 26 号（北京 5104 分箱），邮编：100094

电话：010-66365788；66365980 传真：010-62585031

邮箱： htyxyyyxgc@163.com

网址：htyxyyyxgc.periodicals.net.cn

《航天医学与医学工程》（双月刊）创刊于 1988 年，中英文混编，国内外公开发行。本刊由中国航天员科研训练中心主办，主要报道国内外航空航天医学、生物医学工程以及有关人 – 机 – 环境系统工程研究的新理论、新成果、新技术以及新动向。本刊是我国载人航天及生命科学领域的核心期刊之一，主要栏目有英文论著、中文论著、文献综述、研究快报等，是相关领域广大硕博士毕业生和科研工作人员发表英文论文和中文论文的大舞台。

四、《航空军医》（Flight Surgeon）

国内刊号：11-4215/R，国际刊号：1009-5187，邮发代号：82-27

地址：北京海淀区阜成路 28 号，邮编：100036

电话：010-66927105

邮箱：hkbjb@sina.com

《航空军医》（月刊）创刊于 1957 年，由空军后勤部卫生部主管，空军航空医学研究所主办，航空军医杂志社出版发行，以航空医学为主要内容的综合性期刊。主要报道航空中气压变化、运动病、各种加速度、温度刺激、辐射环境、有毒物质、跨时区飞行心理应激对人体的影响及防护救生措施研究的新进展，飞行人员劳动负荷、运动生理、健康维护、营养保健、疾病防治、健康鉴定的研究和经验以及人机工程的新进展、新技术。主要读者对象为航空医师，航空体检、医疗、科研、教学工作者，从事运动医学、高原医学和航空工业设计人员以及对航空医学有兴趣的同志（该刊已于 2023 年停刊）。

五、《航空航天医学杂志》（Journal of Aerospace Medicine）

国内刊号：23-1571/R，国际刊号：2095-1434，邮发代号：14-8

地址：北京市朝阳区西坝河中里 35 号 12 信箱，邮编：100028

电话：010-52995241/57181307

邮箱：hkhtyx@163.com

网址：www.hkhtyx.org

《航空航天医学杂志》（原《航空航天医药》）（月刊）创办于 1990 年，是由中国航空工业集团公司主管，中航工业直属哈尔滨二四二医院主办的国内外公开发行的全国性学术类综合性医学期刊。主要栏目有专题讲座、论著、基础研究、临床研究、航空与航天医学临床论著、研究生园地、卫生事业管理、医学综述、护理园地、经验论坛、调查报告、中医中药与中西医结合、个案报道、医药新动态等。本刊以前沿的临床医学研究、先进的医药科学技术和创新的医院管理文化为主体，充分展示临床各科医护技术人员和医药医技工作者的医学成果，反映国内外的医药发展动态，服务于全中国各级各类医疗机构的临床医药卫生工作者，提供一个促进学术交流和信息传播的平台。

六、《中华航海医学与高气压医学杂志》（Chinese Journal of Nautical Medicine and Hyperbaric Medicine）

国内刊号：31-1847/R，国际刊号：1009-6906，邮发代号：4-553

地址：上海市杨浦区翔殷路 880 号，邮编：200433

电话：021-81883316（地）；0531-883316（军）

邮箱：zhhh@chinajournal.net.cn

网址：http://zhhh.cbpt.cnki.net；http://www.cma.org.cn/ywzx

《中华航海医学与高气压医学杂志》（双月刊）曾用刊名《中华航海医学杂志》，创刊于 1994 年，是由中国科学技术协会主管、中华医学会主办的航海医学、高压氧医学、潜水医学领域期刊。主要刊登内容为航海作业的环境和预防医学，潜水医学，高压氧医学，近海医学，海上搜寻与援救医学，海上医疗卫生勤务学，航海与高压氧临床医学，海洋药物资源的开发、利用，航海、海上作业与高压氧作业的医学心理学，航海医学与高压氧医学管理、医学教育，航海医学与高压氧医学领域的综述、讲座、笔谈、座谈、书评、读者意见、学术动态、会议消息。主要栏目有航海环境医学、航海临床医学、高气压 –潜水医学、卫生防疫 – 航海医学保障、航海医学心理学、技术与方法、经验交流、讲座等，主要读者对象为航海医学与高压氧医学的医疗、教学、科研、管理等领域的专业从业人员。

七、《海军医学杂志》（Journal of Navy Medicine）

国内刊号：31–1823/R，国际刊号：1009–0754，邮发代号：4–858

地址：上海市杨浦区翔殷路 880 号，邮编：200433

电话：021–81883316（地）；0531–883316（军）

邮箱：hjyx@chinajournal.net.cn

网址：hjyx.cbpt.cnki.net

《海军医学杂志》（原《海军医学》《海军军事医学》）（双月刊）创刊于 1980 年，是由海军军医大学主管、海军特色医学中心主办的医学类学术期刊，主要刊登海军军事医学、预防医学以及海军特种作业环境医学研究的新技术、新成果，基础医学、临床医学、医学教学训练、卫生事业管理等方面的论著和经验交流，海军卫生工作经验及医疗卫生新技术，国内外海军医学研究新理论、新进展的综述与讲座等内容。主要栏目有军事医学、基础医学、临床医学、卫勤保障、调查报告、医院管理、护理园地、综述与讲座、病例报告等，读者对象为海军卫生系统的科研、教学人员、医务工作员和卫生管理人员以及关心、支持海军卫生事业建设的海军内外人士。

八、《解放军医学杂志》（Medical Journal of Chinese People's Liberation Army）

国内刊号：11–1056/R，国际刊号：0577–7402，邮发代号：2–74

地址：北京市海淀区复兴路 22 号 75 号楼二层 221 室，邮编：100036

电话：010–51927306（地）；0201–882929–8021（军）

邮箱：jfjyxzz8021@163.com；medjcpla@163.com

网址：www.jfjyxzz.org.cn

《解放军医学杂志》（月刊）创刊于 1964，是由中央军委后勤保障部卫生局主管、人民军医出版社主办，国内外公开发行的国家级综合性医药卫生类核心期刊。主要报道临床医学、基础医学、预防医学和军事医学的新理论、新技术、新方法和新进展，重点交流广大医学科技工作者在防病、治病实践中总结出来的宝贵经验，着力展示医学科学发展的最新成就。常设专家论坛、专题研究、论著、实验研究、临床研究、技术与方法、短篇报道、消息与动态等栏目，另根据需要开设述评、学术争鸣、讲座、专家经验谈和综述等栏目。主要读者对象为医学界中高级临床、科研、教学工作者。

九、《军事医学》（Military Medical Sciences）

国内刊号：11-5950/R，国际刊号：1674-9960，邮发代号：82-757

地址：北京市海淀区太平路 27 号南门，邮编：100850

电话：010-66931131

邮箱：jsyx_2022@163.com

网址：http://jsyx.magtechjournal.com

《军事医学》（原《军事医学科学院院刊》）（月刊）创刊于 1956 年，是由中国人民解放军军事医学科学院主管、军事医学研究院主办的国内外公开发行的综合性学术期刊。本刊以立足军队、面向社会、服务军民为宗旨，以反映军事医学科技成果、突出军事医学特色、促进军事医学学术交流为目的，积极为国防建设和国民经济发展服务。本刊以发表军事医学研究成果为主，兼顾相关领域基础和应用研究成果。在刊登原创性论著、前瞻性综述、新技术、新方法的基础上开设预防医学、特种医学、灾害医学、卫生装备等专题以及专家论坛、重点项目追踪、学术动态等栏目。

十、《空军军医大学学报》（Journal of Air Force Medical University）

国内刊号：61-1526/R，国际刊号：2097-1656，邮发代号：52-86

地址：西安长乐西路 169 号，邮编：710032

电话：029-84774674, 84774499　传真：029- 84774499

邮箱：kydxb@fmmu.edu.cn

网　址：http://kydxb.fmmu.edu.cn

《空军军医大学学报》（原《第四军医大学学报》《医学争鸣》）（月刊）创刊于 1980 年，是由空军军医大学主管、空军军医大学教研保障中心主办的综合性医药卫生类学术期刊，主要刊登国内外医学科研、医疗、卫生防疫等方面的新成果和新经验，内容包括军事医学、航空航天医学、军事预防医学、军事生物医学、军事心理学、基础医学、临床医学、口腔医学、中医中药学、药学等各方面的研究原著、研究快报、经验交流、文献综述、专家述评、学术争鸣、医学假说、学术探讨等各类学术性中文或英文文稿。

十一、《海军军医大学学报》（Academic Journal of Naval Medical University）

国内刊号：31-2187/R，国际刊号：2097-1338，邮发代号：4-373

地址：上海市杨浦区翔殷路 800 号，邮编：200433

电话：021-81870792；传真：021-81870791

邮箱：bxue@smmu.edu.cn

网址：http://xuebao.smmu.edu.cn

《海军军医大学学报》（原《第二军医大学学报》）（月刊）创刊于 1980 年，是由海军军医大学主管、海军军医大学教研保障中心主办，国内外公开发行的综合性医药卫生类学术刊物。本刊面向全国和海外作者征稿，主要报道基础医学、临床医学、预防医学、军事医学、药学和中医学等领域的最新科研成果，辟有院士论坛、中青年学者论坛、专家论坛、专题报道、论著、研究快报、综述、学术园地、海洋军事医学、病例报告等栏目。读者对象主要为从事医药卫生工作的中高级科研、医疗、教学、预防机构人员和高等医药学院校的师生。

十二、《陆军军医大学学报》（Journal of Army Medical University）

国内刊号：50-1223/R，国际刊号 2097-0927，邮发代号：78-91

地址：重庆市沙坪坝区高滩岩 30 号，邮编：400038

电话（传真）：023-68752187

邮箱：aammt@tmmu.edu.cn

网址：https://aammt.tmmu.edu.cn

《陆军军医大学学报》（原《第三军医大学学报》）（半月刊）创办于 1979 年，是由中国人民解放军陆军军医大学（原第三军医大学）主管、主办，国内外公开发行的综合性医药卫生类学术期刊，主要刊载国内外医学领域（军事医学、基础医学、临床医学、药学、预防医学、检验医学、生物医学工程等）所取得的新理论、新成果、新经验、新技术、新方法，主要栏目有专家述评、专题报道、论著、研究快报、经验交流、疑难病例和学术之窗等，读者对象主要为从事医药卫生工作的中高级科研、医疗、教学机构人员和高等医药院校师生。

十三、《人民军医》（People's Military Surgeon）

国内刊号：11-2657/R，国际刊号：1000-9736，邮发代号：82-380

地址：北京市海淀区万寿路南口人民军医出版社，邮编：100036

电话（传真）：0201-882929 转 8012（军）；010-51927300 转 8012（地）；
010-51927298（传真）

邮箱：rmjyqk@163.com

网址：https:// rmjy.org.cn

《人民军医》（月刊）创刊于 1950 年，是由中央军委后勤保障部卫生局主管、人民军医出版社主办的综合性医药卫生期刊，朱德总司令题写刊名。本刊旨在为部队、为战备、为军事医学发展、为军队卫生建设服务，突出军事医学特色，加强国防现代化建设。主要栏目有军事医学、预防医学、临床医学、综述讲座、卫生管理、短篇个案、误诊误治、基层专栏、读者·作者·编者等。主要读者对象是初、中级军队和地方医务人员，特点特色是突出军事医学、突出基层部队、突出临床实用技术。

十四、《西南军医》（Journal of Military Surgeon in Southwest China）

国内刊号：51-1673/R，国际刊号：1672-7193，邮发代号：62-317

地址：成都市金牛区蓉都大道天回路 270 号西部战区总医院内，邮编：610083

电话：028-86570896，86570897

邮箱：xnjyzz@163.com

网址：http://www.xnjyzz.org/

《西南军医》（原《成都军区医院学报》）（双月刊）创刊于 1971 年，是由西宁联勤保障中心卫勤处主管，西部战区总医院主办的医药卫生综合类学术期刊。本刊着眼各学科发展前沿，注重信息时效性，及时、准确地报道军地医务工作者在医疗、教研中的经验、成果、医学技术的更新与发展，为全国医务工作者、学者提供交流的平台，主要开设有论著、临床研究与进展、专家（专题）讲座、临床护理、医学卫勤与教育、个案、短篇等栏目。读者对象为中国军内外医务工作者、科技人员等。

十五、《西南国防医药》（Medical Journal of National Defending Forces in Southwest China）

国内刊号：51-1361/R，国际刊号：1004-0188，邮发代号：161-31

地址：成都市锦江区天仙桥北路 12 号，邮编：610021

电话：028-86679082，86598516，86598539

邮箱：xbgfyyzz@163.com

网址：https://xngf.nxhh.net

《西南国防医药》（月刊）创刊于 1973 年，是由成都军区联勤部卫生部主管，成都军区医学科学技术委员会主办的医药卫生科技类期刊。该刊以传递医学科技信息、加强学术交流、促进医学科学技术发展为宗旨，集学术性、技术性及实用性为一体，具有军事医学和高原及亚热带疾病防治等特色。辟有专家论坛、论著、临床研究、高原医学、中医中西医结合、护理园地、医院管理、卫勤研究、基层卫生、综述讲座等栏目，读者对象为各类医务人员、医学院校师生、卫生事业管理者。

十六、《东南国防医药》（Journal of Southeast China National Defence Medical Science）

国内刊号：32-1713/R，国际刊号：1672-271X，邮发代号 28-442

地　址：南京市玄武区中山东路 305 号 A9 信箱，邮编：210002

电　话：025-80860662

邮　箱：dngfyy@163.com

网　址：dngfyy.paperopen.com

《东南国防医药》（原《卫生防疫资料》《医学资料》《南京部队医药》）（双月刊）创刊于 1954 年，是由南京军区联勤部卫生部主管、南京军区医学科学技术委员会主办的综合性医学期刊，主要报道医疗、科研、教学等机构在医药领域内的新理念、新技术、新成果、新经验、医药科技发展动态等内容，主要栏目有专家论坛、论著、综述·讲座、临床经验、护理园地、医院管理、部队卫生等。主要以各类医务人员和医疗卫生管理人员为读者对象。

十七、《华南国防医学杂志》（Military Medical Journal of South China）

国内刊号：42-1602/R，国际刊号：1009-2595，邮发代号：38-219

地址：武汉市武珞路 627 号中部战区总医院内，邮编：430070

电话：027-50772782（地）；0781-772782（军）

邮箱：hngfyx@163.com

网站：www.hngfyx.org

《华南国防医学杂志》（双月刊）创刊于 1986 年，是由中国人民解放军广州军区联勤部卫生部主管，广州军区医学科学技术委员会主办，广州军区武汉总医院承办的综合性医学学术性期刊，主要刊载基础医学、临床医学、军事医学及其相关学科的科研论文，设有临床医学、综述、基础与实验研究、经验介绍、病例报告、护理、军队卫生、医院管理等栏目，读者对象主要为医学临床与医学科研工作者。

十八、《西北国防医学杂志》（Medical Journal of National Defending Forces in Northwest China）

国内刊号：62-1033/R，国际刊号：1007-8622，邮发代号：54-101

地址：兰州市南滨河中路 333 号，邮编：730050

电话：0931-8994616；传真：0931-8995427

邮箱：xbgybjb@163.com

网址：http://xbgy.cbpt.cnki.net

《西北国防医学杂志》（双月刊）创刊于 1979 年，是由中国人民解放军联勤保障部队西宁联勤保障中心卫勤处主管，联勤保障部队第九四○医院主办的医学综合性学术期刊，报道我国临床医学领域先进的科研技术、成果，设有（青年）专家笔谈、论著、临床研究、高原医学、经验交流、护理、综述等栏目，重点刊发高原医学、高寒医学、军事医学、民族医学、西部医学等文章，具有突出的军事医学及地域特色。主要读者对象为临床各科医师及从事临床科研的工作人员。

十九、《解放军医药杂志》（Medical & Pharmaceutical Chinese People's Liberation Army）

国内刊号：13-1406/R，国际刊号：2095-140X，邮发代号：18-232

地址：河北省石家庄市中山西路 398 号，邮编：050082

电话：0311-87978524；传真：0311-81568733

邮箱：jfjyyzz@126.com

网址：http://mag.zgkw.cn/jfjyy

《解放军医药杂志》（原《华北国防医药》《北京军区医药》）（月刊）创刊于 1989 年，是北京军区联勤部卫生部主管、解放军白求恩国际和平医院主办的国内外公开发行的综合性医学学术期刊。本刊设有专家论坛、基础研究、临床研究、综述、预防医学、临床经验、药学与临床、检验与临床、病理与临床、影像医学、医院管理、信息管理与应用、护理园地、医学心理学、病例报告等栏目，适合各级各类医务人员投稿和阅读。

二十、《解放军医院管理杂志》（Hospital Administration Journal of Chinese People's Liberation Army）

国内刊号：31-1826/R，国际刊号：1008-9985，邮发代号：4-662

地址：上海市翔殷路 800 号《解放军医院管理杂志》编辑部，邮编：200433

电话：021-81871436, 81871437（地）；0531-871436, 871437（军）

邮箱：jfjyyglzz@163.com

网址：http://www.jfyg.org

《解放军医院管理杂志》（月刊）创刊于 1994 年，是由总后勤部卫生部主管、第二军医大学主办的医院管理专业学术性期刊，国家科技部中国科技论文统计源期刊（核心期刊）。本刊设置 36 个栏目，包括医院为部队服务、医院战备管理、医院战略管理、医疗质量与安全、人力资源管理、医院学科技术建设、医院经济管理、医院科研管理、医院教育训练管理、医院信息管理、医院药事管理、医院设备管理、中医药管理、医疗政策与法规、医院感染管理、预防保健管理、医院文化建设、医院应急保障、战时医院管理、科主任管理、医院科室管理、医院护理管理、医院后勤管理、医院思想政治工作、管理理论与方法、师（旅）医院管理、外军医院管理动态、主题专栏、专家论坛、院长笔谈、专题讲座、学科带头人论坛、学术动态、医院简介、图片报道、读者·作者·编者，涵盖了医院管理的各个方面。读者对象为各级卫生行政领导及机关干部，医院管理者、科室主任、护士长，全军各级卫勤领导机关干部及其他卫生勤务专业有关人员，部队师（旅）医院管理者，医药卫生工作者，卫生事业管理教学与理论研究工作者，卫生事业相关专业工作者。

二十一、《解放军预防医学杂志》（Journal of Preventive Medicine of Chinese People's Liberation Army）

国内刊号：12-1198/R，国际刊号：1001-5248，邮发代号：18-105

地址：天津市和平区大理道 1 号，邮编：300050

电话：022-84655185（地）　0251-55185（军）

邮箱：jfjyfyxzz@sina.com

网址：jyyx@chinajournal.net.cn

《解放军预防医学杂志》（原《军队卫生杂志》）（双月刊）创刊于 1983 年，是由中国人民解放军总后勤部卫生部主管、军事医学科学院卫生学环境医学研究所和解放军预防医学中心主办的预防医学学术性刊物，主要刊载环境卫生和环境监测，劳动卫生与职业健康，饮水卫生，营养与食品卫生，热区、高原、航空、航海等特种环境医学以及流行医学、微生物学、消毒学、卫生毒理学、放射医学防护学、军事医学心理学等方面的文章。辟有述评、研究论著、卫生标准、文献综述、专题讲座、调查试验、卫生防病经验、实验技术、工作简报等栏目，读者对象为军内外从事预防医学的科研、教学、医务人员，基层卫生防疫人员，卫生事业管理人员以及环境监测、劳动保护等专业技术人员。

二十二、《军事护理》（Nursing Journal of Chinese People's Liberation Army）

国内刊号：31—2186/R，国际刊号：2097-1826，邮发代号：4-663

地址：上海市翔殷路 800 号海军军医大学护理系军事护理编辑部，邮编：200433

电话：021-81871496

邮箱：jfjhlzzbjb@vip.163.com

网址：http://jfjhlzz.smmu.edu.cn

《军事护理》（原《解放军护理杂志》）（月刊）创刊于 1983 年，是海军军医大学主管、海军军医大学护理系主办的全国性护理专业学术期刊，是原国家卫生部人事司专业技术资格评审认定期刊。本刊面向军队和地方，坚持普及，重视提高，反映新医学模式下护理工作的面貌，研究护理学科建设，交流学术动态和临床经验，介绍护理新理论、新知识、新技能，以提高护理人员整体素质，促进护理学科发展和护理队伍建设。主要栏目设有专家论坛、论著、研究荟萃、循证护理、综述、护理教育、护理管理、专科护理、国外护理、中医护理、个案护理、技术与方法、短篇拾遗、信息传递等，主要以广大护理人员为读者对象。

二十三、《解放军健康》（PLA Health）

国内刊号：37-1171/R，国际刊号：1000-9701，邮发代号：24-80

地址：济南市文化东路 36 号，邮编：250014

电话：0531-88952314（地）；0421-676406（军）

邮箱：jfjjk@163.com（公共）；jfjjk@zzb.zh（军内投稿）

《解放军健康》（双月刊）创刊于 1987 年，是由济南军区联勤部卫生部主管、主办，公开发行的第一本军事医学科普读物。本刊以党的路线、方针政策为指针，以普及医学科学知识为重点，立足部队，面向全国，旨在提高军民自我保健能力。

主要辟有军事医学、健康视点、载人航天知识问答、防病天地、军人保健诗歌、优生优育、心理卫生、青春期卫生、卫生板报、卫生短波、用药之道、中老年保健、妇幼卫生、节气与养生、生活顾问、饮食与健康、人体奥秘、医学纵横、环境与人、吸烟与健康、答病释疑、我与解放军健康、卫生文学等 40 多个栏目。

二十四、《解放军药学学报》（Pharmaceutical Journal of Chinese People's Liberation Army）

国内刊号：11-4227/R，国际刊号：1008-9926，邮发代号：82-974

地址：北京市丰台西路 17 号，邮编：100071

电话：010-63858411（地）；010-66949046（军）

邮箱：jfjn2008@126.com

网址：www.jfjyxxb.cn/

《解放军药学学报》（双月刊）创刊于 1985 年，是由中国人民解放军总后勤部卫生部主管，总后勤部卫生部药品仪器检验所主办，向国内外公开发行的国家级药学学术性一类期刊。主要报道我国和军队各医药院校、科研院所和医疗单位中高级专业技术工作者的研究论文和科研成果；介绍有普遍或特殊代表意义的工作经验，对学科发展和专业研究有导向和指导意义。主要读者对象为中高级药学工作者及其他医药卫生相关专业工作人员。

二十五、《解放军医学院学报》（Academic Journal of Chinese PLA Medical School）

国内刊号：10-1117/R，国际刊号：2095-5227，邮发代号：82-811

地址：北京市海淀区复兴路 28 号解放军总医院，邮编：100853

电话：010-68210643（地）；010-66936767（军）

邮箱：xuebao301@vip.163.com

网址：http://xuebao.301hospital.com.cn

《解放军医学院学报》（原《军医进修学院学报》）（月刊）创刊于 1980 年，是由中国人民解放军总医院（中国人民解放军医学院）主管主办的中文学术期刊，主要刊登来自中国医疗领域的基础医学、临床医学、预防医学、生物医学、药学及与医学有关的边缘学科的研究论文。本刊设有院士访谈、专家论坛/述评、专题研究、论著、综述、技术方法、病例报告、病例讨论等栏目，主要读者对象为医学界中高级临床、科研、教学工作者。

二十六、《白求恩医学杂志》（Journal of Bethune Military Medical College）

国内刊号：13-1417/R，国际刊号：2095-7858，邮发代号：18-34

联系地址：河北省石家庄市中山西路 450 号，邮编：050081

电话：0311-87977092

邮箱：769152402@qq.com

网址：www.bqeyx.cn

《白求恩医学杂志》（原《白求恩军医学院学报》）（双月刊）创刊于 2003 年，是由中国人民解放军总后勤部卫生部主管、白求恩医务士官学校主办的综合性医药学术期刊，意在传播医药信息、交流学术成果，推荐教学、教改经验，以反映广大医、教、研人员在基础医学、临床医学、人才培养、平战时卫勤保障等方面的最新学术成就和工作经验为主，兼顾介绍国内外最新医药学术动态，促进医、教、研水平不断提高。本刊设有实验研究、临床研究、调查研究、经验总结、军事医学、预防医学、个案报道等栏目，主要读者对象为医学院校师生、科研工作者以及基层广大工作人员。

二十七、《吉林医药学院学报》（Journal of Jilin Medical University）

国内刊号：22-1368/R，国际刊号：1673-2995，邮发代号：14-261

地址：吉林省吉林市吉林大街 5 号，邮编：132013

电话：0432-64560127；0432-64560137

邮箱：jlmcxb@163.com

网址：http://bjb.jlmpc.cn

《吉林医药学院学报》（原《空军军医学校学报》《空军医专学报》《空军医高专学报》《第四军医大学吉林军医学院学报）》（双月刊）创刊于 1979 年，是由吉林省教育厅主管，吉林医药学院主办，国内外公开发行的医药卫生类综合学术期刊，主要反映学院在科研、医疗、教学方面的新成就、新技术、新经验，内容为基础医学、临床医学、预防医学、药学、医学检验、营养学、护理学、卫生管理等，主要设有论著、经验交流、技术方法、个案与短篇、综述、教学研究等栏目。

二十八、《中国应用生理学杂志》（Chinese Journal of Applied Physiology）

国内刊号：12-1339/R，国际刊号：1000-6834，邮发代号：6-16

地址：天津市和平区大理道 1 号，邮编：300050

电话：022-84655184；传真：022-84655184

邮箱：tjzgyish@163.com

网址：http://www.ejap.net

《中国应用生理学杂志》（原《应用生理学杂志》）（双月刊）创刊于 1985 年，是由中国生理学会、中国人民解放军军事医学科学院、卫生学环境医学研究所联合主办的科技学术期刊。本刊以促进科研，面向应用，加强中国经济建设、国防建设为宗旨，主要刊登军事医学研究、特殊环境生理学（特别是高原、寒区、热区生理学，航空、航天、航海与水下生理学以及各种物理和化学等环境因素所致的生理学问题），劳动、运动与训练生理学和与应用生理相关的基础生理学等方面的内容。此外，增加了临床生理学和高技术方面的论文。主要设有研究论文、技术方法、研究简报、学术动态等栏目。

二十九、《中国实用医药》（China Practical Medicine）

国内刊号：11-5547/R，国际刊号：1673-7555，邮发代号：80-600

地址：北京市朝阳区北苑路 170 号凯旋城 6 号楼 1201 室，邮编：100101

电话：010-58236822；010-58236899

邮箱：314@zgsyyy.cn（第一编辑室）；314A@zgsyyy.cn（第二编辑室）

网址：http://www.zgsyyy.cn/

《中国实用医药》（半月刊）创刊于 2006 年，是由中国科学技术协会主管、中国康复医学会主办，国内外公开发行的国家级专业性学术期刊。本刊以广大临床医务工作者为读者对象，报道医疗领域内领先的科研成果和临床诊疗经验，帮助广大临床医师提高学术水平，解决在临床中遇到的具体问题，旨在深入医学领域的研究与探讨，汇集医学科研、医护、管理人员以及各级医科院校广大师生的研究成果和医学实践的宝贵经验，集学术性、前沿性、实践性为一体，致力打造医、药、护、管、卫及科研人员交流展示成果的平台。设有论著、临床医学、药物与临床、实验与基础研究、综述、经验交流、临床案例等栏目，内容适合各级医疗卫生、医药科研、医学教育机构的科研人员、医护管理人员以及广大师生阅读。

三十、《实用医药杂志》(Practical Journal of Medicine & Pharmacy)

国内刊号：37-1383/R，国际刊号：1671-4008，邮发代号：24-182。

地址：山东省济南市师范路 25 号，邮编：250031

电话：0531-51619233

邮箱：SYYYZZ@126.com

网址：https://qeyy.cbpt.cnki.net

《实用医药杂志》(原《前卫医药杂志》《前卫医药》)(月刊)是由济南军区联勤部主管，济南军区联勤部卫生部主办的国家综合性医学期刊。本刊始终坚持"热情为部队服务，为医学科技工作者服务，为医学科技发展服务"的办刊宗旨，主要设有临床研究、基础研究、药学与临床、病例报告、短篇园地、预防医学卫生学、护理、中医中药、图书情报、综述与讲座、卫生事业管理等栏目，贴近临床，突出科学性、新颖性和实用性。

三十一、《中国药理学与毒理学杂志》(Chinese Journal of Pharmacology and Toxicology)

国内刊号：1000-3002，国际刊号：11-1155/R，邮发代号：82-140

地址：北京市海淀区太平路 27 号，邮编：100850

电话：010-66931617，010-66930636；传真：010-68211656

邮箱：cjpt518@163.com

网址：http://cjpt.magtechjournal.com

《中国药理学与毒理学杂志》(月刊)创刊于 1986 年，是由中国药理学会、中国毒理学会和军事医学科学院毒物药物研究所共同主办的专业学术性刊物，主要刊登实验药理学与实验毒理学方面的研究论著、简报、短讯、专题述评和短篇综述，辟有前沿论坛、论著、综述和实验方法等栏目。读者对象主要为从事药理学、毒理学、药学、医学和生物基础科学研究的工作者。

三十二、《中华医学科研管理杂志》（Chinese Journal of Medical Science Research Management）

国内刊号：11-3565/R，国际刊号：1006-1924，邮发代号：82-37

地址：北京市海淀区学院路 38 号，邮政编码：100191

电话：010-82802696，010-82802217；传真：010-82802696

邮箱：kgzz@bjmu.edu.cn

网址：http://medpess.yiigle.com

《中华医学科研管理杂志》（双月刊）曾用刊名《医学科研管理杂志》，创刊于 1988 年，是由中国科学技术协会主管、中华医学会主办的中华系列刊物之一，为医学科研管理专业的高级学术期刊，内容主要是宣传党和国家科技工作的方针政策，反映我国医学科研管理学科的研究成果及进展。设有理论研讨、政策研讨、方法研讨、基金与项目、成果管理、人才培养、学科建设、信息管理、科管经验、临床科研管理和述评等栏目，以全中国卫生行政、高等医学院校、医院、卫生防疫机构和科研机构的领导、科研管理干部及参与医学科研管理活动的其他科学专家、学者为主要读者对象。

三十三、《中华医院管理杂志》（Chinese Journal of Hospital Administration）

国内刊号：11-1325/R，国际刊号：1000-6672，邮发代号：2-235

地址：北京市东城区东单三条甲 7 号，邮政编码：100005

电话：010-65257767；010-85113642

邮箱：zhyyglzz@126.com

网址：http://zhyyglzz.yiigle.com

《中华医院管理杂志》（月刊）创刊于 1985 年，是由中国科学技术协会主管、中华医学会主办的中国国内外公开发行的国家级医院管理专业学术性期刊，主要栏目有医药卫生体制改革，公立医院改革，医院管理论坛，专题研究，医疗保障制度，医疗管理，人力资源管理，医院文化，卫生经济，中医、护理、教学、科研和医技科室管理，医院病案、信息管理，医院建筑、设备、后勤管理，医院感染管理，农村卫生工作，社区卫生服务，基层卫生，卫生保健，学科建设，国外医院管理等。主要读者对象为各级医院及其职能科室、临床科室的管理人员，医药卫生技术人员，高等院校、科研机构的教学、科研及卫生行政人员等。

三十四、《中华医学图书情报杂志》（Chinese Journal of Medical Library and Information Science）

国内刊号：11-4745/R，国际刊号：1671-3982，邮发代号：2-714

地址：北京市海淀区西四环中路 59 号军事科学院图书馆编辑部，邮编：100039

电话：010-66932434，66932468

邮箱：cjml@mlpla.gov.cn

网址：http://cjml.mlpla.mil.cn/

《中华医学图书情报杂志》（原《医学图书馆通讯》《中华医学图书馆杂志》）（月刊）创刊于 1991 年，是由中国人民解放军军事医学科学院主管、解放军医学图书馆主办，并与中华医学会医学信息学分会合作编辑出版发行的医学图书情报专业的学术性期刊，是中华医学会医学信息学分会指定会刊。本刊以提高医学信息机构服务水平、提升医学科研、教学人员和临床医生信息素养为办刊宗旨。主要栏目有医学信息技术、信息组织与服务、生物医药信息研究、医院信息管理、循证医学、文献计量、医学书刊评介、医学专业教育、医学期刊编辑、医学信息检索与查新等，主要读者对象是从事医药卫生图书情报研究人员。

三十五、《医学信息学杂志》（Journal of Medical Informatics）

国内刊号：11-5447/R，国际刊号：1673-6036，邮发代号：2-664

地址：北京市朝阳区雅宝路 3 号，邮编：100020

电话：010-523286 72/86/87/70

邮箱：JMI@imicams.ac.cn

网址：http://www.yxxxx.ac.cn

《医学信息学杂志》（原《医学情报工作》）（月刊），创刊于 1979 年，是由中华人民共和国原国家卫生和计划生育委员会主管，中国医学科学院主办的医学信息方面的专业指导性刊物，以报道医学信息领域的信息技术、信息研究、信息组织与利用等方面的理论方法、研究成果、技术应用等为主。该刊设有专论、医学信息技术、医学信息组织与利用、医学信息教育等栏目，其中专论栏目主要反映医学信息学某一专题领域的研究应用进展；医学信息研究栏目主要刊载新形势下医学信息研究与应用的新理论、新方法；医学信息技术栏目则是刊载信息基础设施（网络、通讯、设备等）的建设、开发、利用，即现代信息技术在医、教、研领域的应用；医学信息组织与利用栏目则是刊载有关医学图书馆事业的研究、创新、进展和趋势，信息资源（各种信息载体）的建设、开发、利用与管理；医学信息教育刊载医学信息检索课的教学理论与方法的探讨。

三十六、《中华医学杂志》（National Medical Journal of China）

国内刊号：11-2137/R，国际刊号：0376-2491，邮发代号：2-588

地址：北京市西城区宣武门东河沿街 69 号正弘大厦 407、409、411 室，邮编：100052

电话：010-51322101

邮箱：nmjc1915@263.net；nmjc@cmaph.org

网址：http://zhyxzz.yiigle.com；www.nmjc.net.cn

《中华医学杂志》（周刊）创办于 1915 年，是由中国科学技术协会主管，中华医学会主办的医学综合性学术期刊。期刊主要反映我国医学最新的科研成果，传递世界前沿信息，积极推广医药卫生领域的新技术、新成果，及时交流防病治病的新经验。设有述评、专家论坛、医药卫生策略探讨、论著（临床、基础研究）、临床病理讨论、疑难病例析评、学术争鸣、循证医学、病例报告、技术交流、临床医学影像、药物与临床、标准与规范、会议纪要、专题笔谈、综述、讲座、继续教育园地、国内外学术动态、医学动态、读者来信、书评（或书讯）、人才交流与招聘以及学术活动预告等栏目，主要读者对象是广大医药卫生人员。

三十七、《转化医学杂志》（Translational Medicine Journal）

国内刊号：10-1042/R，国际刊号：2095-3097，邮发代号：80-94

地址：北京市海淀区阜成路 6 号，邮编：100048

电话：010-66958503

邮箱：zhuanhuayixue@sina.com

网址：http://www.zhyxzz.cn/

《转化医学杂志》（原《海军总医院院刊》《海军总医院学报》）（双月刊）创刊于 1988 年，是由中国人民解放军总医院主管、中国人民解放军总医院第六医学中心主办的医药卫生综合期刊。本刊坚持理论与实际相结合、临床与基础相结合，适时追踪医学热点，介绍转化医学领域的新进展；突出反映基础医学、药学、计算机信息技术等方面的新技术和新方法在临床医学、预防医学及军事医学领域的应用，促进学术交流和学术发展，以提高军地伤病员的医疗救治、预防保健和健康促进水平为目的。主要报道基础 - 临床 - 预防转化整合、临床 - 康复 - 预防转化整合、药学 - 临床 - 预防转化整合、军事医学的应用、中医 - 西医相互转化整合等内容。设有专家笔谈、基础医学研究、临床医学研究、转化医学研究、综述、技术方法、转化医学动态等栏目，读者对象是全国各级医务工作者。

三十八、《医疗卫生装备》（Chinese Medical Equipment Journal）

国内刊号：12-1053/R，国际刊号：1003-8868，邮发代号：6-32

地址：天津市河东区万东路 106 号，邮编：300161

电话：022-24058520（地）；0251-60520（军）

邮箱：ylwszb@vip.sina.com

网址：http://www.ynws.cbpt.cnki.net

《医疗卫生装备》（原《野战卫生装备资料》《军队卫生装备》）（月刊）创刊于 1980 年，

是由中国人民解放军军事医学科学院主管、军事医学科学院卫生装备研究所主办的卫生装备类学术期刊，主要报道围绕生物医学工程、卫生装备、医学计量、临床工程等多个学科开展选题，刊载医学院校、科研院所、医疗机构、医疗器械管理等相关单位专家和管理、技术人员的稿件，尤其是受基金项目支持的稿件。设有特稿、研究论著、综述、生物防护防疫装备、科学管理、专业论坛、医院数字化、技术革新、论著、技术保障等栏目，读者对象为军队卫生管理和医疗机构、各单位医疗仪器检修所、全军医学计量中心、各医学计量站、维修站、军队大型医疗仪器质量检测中心、各单位医疗器材供应站、军队卫生装备零配件供应中心和地方各级卫生局（部）、医院、卫生院以及药械监督机构、科研院所（校）的主管领导，各医疗单位医工（药械）科、检验科、信息科、影像科、手术室、放射科、理疗科、急救科、供氧科、消毒科、防护防疫等临床科室的医护人员，医疗器械、仪器设备的科研、教学、使用、管理、维修、生产、供销人员。

三十九、《航空学报》（Acta Aeronautica ET Astronautica Sinica）

国内刊号：11-1929/V，国际刊号：1000-6893，邮发代号：82-148

地址：北京市海淀区学院路 37 号，邮编：100083

电话：010-82317058/010-82313502；传真：010-82313502

邮箱：hkxb@buaa.edu.cn；cja@buaa.edu.cn

网址：http://hkxb.buaa.edu.cn/CN/model/index.shtml

《航空学报》（月刊）创刊于 1965 年，是由中国科学技术协会主管，中国航空学会和北京航空航天大学主办的综合性学术刊物，主要刊登航空科学领域的研究新动态、新成果，及时反映中国航空航天领域科学技术发展水平，交流国内外科技新成果，促进学术进步和人才成长，推动新理论、新技术的发展。主要设有流体力学与飞行力学、固体力学与飞行器总体设计、电子电气工程与控制、材料工程与机械制造等栏目，主要读者对象是航空航天技术领域科研机构的研究人员、大专院校航空航天相关专业的教师和研究生。

四十、《航空知识》（Aerospace Knowledge）

国内刊号：11—1526/V，国际刊号：1000-0119，邮发代号：2-410

地址：北京市学院路 37 号航空知识杂志社，邮编：100083

电话：010-82317823、010-82339070；传真：010-82315732

邮箱：5ihangkong@sina.com

网址：www.airknowledge.com

《航空知识》（月刊）创刊于 1958 年，是由中国科学技术协会主管，中国航空学会主办，专门介绍航空（及航天）知识的军事科普刊物。因其独特性、新颖性、趣味性及详细的知识内容而深受广大航空及军事发烧友的喜爱。本刊以普及航空航天知识、宣传航空航天事业为己任，秉承客观公正、有益社会的办刊宗旨，详尽报道航空航天科技发展、产品研发与重大事件。前沿信息的报道、专业层面的分析、深入浅出的语言、严谨务实的风格使《航空知识》成为读者获取知识、了解中国和世界航空航天事业发展的权威媒体。杂志深受广大航空爱好者的欢迎和喜爱，更是许多航空航天业内人士每期必读的航空航天刊物之一，具有很高的知名度和影响力。期刊系统全面地介绍军事航空、民用航空、航空运动、航天科技各个方面的知识和动态，设定的主要栏目有视点、特别报道、空天力量、蓝天百家、航空讲堂等。

四十一、《国际航空杂志》（International Aviation）

国内刊号：11-1796/V，国际刊号：1000-4009，邮发代号：2-212

地址：北京东城区东棉花胡同 9 号，邮编：100009

电话：010-84936284

邮箱：iam@aviationnow.com.cn

网址：www.aviationnow.com.cn

《国际航空》（月刊）创刊于 1956 年，是由中国航空工业集团公司主管，国际航空信息中心主办的面向国内外航空航天、民航运输和军用航空领域的综合性期刊。综合报道各国航空工业，军民用航空产品和航空科学技术发展的水平、动态、方向趋势和重大成果，以其内容丰富、信息覆盖面广、综合性强、技术跟踪及时、针对性强、权威性高以及图文并茂、全彩色的精美印刷深受国内外读者的喜爱，拥有广泛的读者群，特别是在国内外航空航天工业、民航、军队及政府机构和相关领域一直享有很高的知名度和声誉。主要栏目包括热点追踪、空中力量、航空运输、航空工业、推进技术、专家论坛、飞行员天地、企业风采等。每期还会围绕整个行业的型号、技术、军事动态等组织和策划封面文章，展开深入报道。

第二节　国外航空航天医学主要期刊

一、Aerospace Medicine and Human Performance（Aerosp Med Hum Perf）《航空航天医学与人体效能》

ISSN: 2375-6314（Print）; 2375-6322（Online）

Address: Aerospace Medical Association 320 South Henry Street Alexandria, VA 22314-3579

Tel:（703）739-2240, x103

E-mail: amhpJournal@asma.org

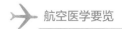
Website: http://asma.org/journal/submit-an-article

Aerospace Medicine and Human Performance,formerly Aviation, Space,and Environmental Medicine, founded in 1930, is published monthly by the Aerospace Medical Association. The original scientific articles in this journal provide the latest available information on investigations into such areas as changes in ambient pressure, motion sickness, increased or decreased gravitational forces, thermal stresses, vision, fatigue, circadian rhythms, human factors engineering, clinical care, and others. The journal also publishes notes on scientific news and technical items of interest to the general reader, and provides teaching material and reviews for healthcare professionals. This journal is published for those interested in aerospace medicine and human performance. It is devoted to serving and supporting all who explore, travel, work, or live in hazardous environments ranging from beneath the sea to the outermost reaches of space. Besides it provides contact with physicians, life scientists, bioengineers, and medical specialists working in both basic medical research and in its clinical applications. It is the most used and cited journal in its field which is distributed to more than 80 nations.

二、Air Medical Journal （Air Med J）《航空医学杂志》

ISSN: 1067-991X（Print）;1532-6497（Online）

Address: Aerospace Medical Association 320 South Henry Street Alexandria, VA 22314-3579

Tel: （703）739-2240, x103

E-mail: AMHPJournal@asma.org

Website: https://www.airmedicaljournal.com/

Air Medical Journal, founded in 1986, is the official journal of the five leading air medical transport associations in the United States: the Association of Air Medical Services, Air Medical Physician Association, Air & Surface Transport Nurses Association, National EMS Pilots Association, and International Association of Flight and Critical Care Paramedics. Air Medical Journal is the premier provider of information for the medical transport industry, addressing the unique concerns of medical transport physicians, nurses, pilots, paramedics, emergency medical technicians, communication specialists, and program administrators. The journal contains practical how-to articles, debates on controversial industry issues, legislative updates, case studies, and peer-reviewed original research articles covering all aspects of the medical transport profession.

三、The Polish Journal of Aviation Medicine, Bioengineering and Psychology（Pol J Aviat Med Psychol）《波兰航空医学，工效学与心理学杂志》

ISSN: 2451–3512（Print）;2543–7186（Online）

Address: UL. Krasinskiego 54/56, 01–755 Warsaw Poland

Tel: +48 261 852 602, +48 261 852 948, FAX +48 261 852 715

E–mail:pjambp@wiml.waw.pl

Website:http://pjambp.com

The Polish Journal of Aviation Medicine,Bioengineering and Psychology, founded in 1931, is published quarterly in English by Polish Society of Aviation Medicine and Military Institute of Aviation Medicine. It is an international peer reviewed journal publishing articles on various aspects of modern medicine and occupational psychology with particular reference to aviation medicine and psychology. It is also a scientific journal addressed to the researchers and practitioners interested in the achievements of the modern medicine and occupational psychology with particular reference to the aviation medicine, bioengineering and psychology and problems of ecological, chronobiological, psychological, and organizational stress, and broadly defined operational human activities and their conditions.

四、Human Factors & Aviation Medicine《人的因素与航空医学》

ISSN: 1057–5545（Print）

Address: Flight Safety Foundation, 601 Madison Street, Suite 300, Alexandria, VA 22314 U.S.

Tel:（703）739–6700，Fax:（703）739–6708

E–mail: hill @flightsafety.org

Website: http://www.flightsafety.org

Human Factors & Aviation Medicine（bimonthly）was established by Flight Safety Foundation in 1953. It was one of the seven separate FSF publications that were superseded by AeroSafety World in 2006. Issues dating back to 1988 can be read online and downloaded through the links. Use the search engine at the top of the page to locate issues with information about specific topics.

In keeping with FSF's independent and nonpartisan mission to disseminate objective safety information, foundation publications solicit credible contributions that foster thought–provoking discussion of aviation safety issues. Any completed manuscript or a technical paper that may be

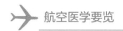

appropriate for Human Factors & Aviation Medicine, was welcomed.

五、Indian Journal of Aerospace Medicine（IJASM）《印度航空航天医学杂志》

ISSN: 0970-6666（Print）; 2582-5348（Online）

Address: Institute of Aerospace Medicine，Indian Air Force，Bengaluru-17, India

Tel: +91 844 844 7723

Email: executiveeditor@indjaerospacemed.com

Website: https://indjaerospacemed.com

The Indian Journal of Aerospace Medicine（IJASM）, is owned by the Indian Society of Aerospace Medicine（ISAM） and published by the Scientific Scholar. The aim of the journal is to advance the science and art of Aviation and Space Medicine by stimulating investigations, study and disseminating knowledge. The journal was first published in 1954. Two issues of the journal i.e. the summer and winter issues are brought out every year. *IJASM* is an open access peer-reviewed journal committed to publishing high-quality articles in the field of Physiology, Medicine, Psychology, Neuropsychiatry, Biophysics, Life Sciences, Medical Electronics, Aerospace Engineering/Technology and allied fields. The papers / articles published in the journal include original articles, Case Reports, Review Articles, Contemporary Issues, Field Surveys, Journal Scan, Book Reviews, Letters to the Editor, Pictorial CME, quiz and calendar of events. The journal showcases the research work being done in India and provides an avenue to the specialists in the field of Aerospace Medicine and its allied disciplines to put across their views and publish the research work being carried out by them.

The journal's target audiences are specialists in the field of Aerospace Medicine, Aerospace Physiology, Aviation Psychology, Aviation Pathology & Toxicology, Clinical Aviation Medicine, Military Medicine, Marine Medicine, Civil Aviation Medicine, Biophysics, Biomedical Engineering, Life Sciences, Medical Electronics, Aerospace Engineering / Technology and allied Physics related to human tolerance in Aerospace Environment.

六、Journal of the Australasian Society of Aerospace Medicine（JASAM）《澳大利西亚航空航天医学会杂志》

ISSN: 1449-3764（Print）, 2639-6416（Online）

Address: Australasian Society of Aerospace Medicine Exeley Inc. New York

Tel: +48 22 487 53 93

Email: journals@asam.com

Website:https://www.exeley.com/journal/journal_australiasian_society_aerospace_medicine

The Journal of the Australasian Society of Aerospace Medicine is first published in 2004. It is a peer reviewed , open access journal that publishes scientific papers related to aviation and space medicine and related life sciences. It publishes original research, case studies and educational scientific papers related to such topics as aviation physiology, space medicine, pilot fitness, aeromedical hazards and toxicology, fatigue, aeromedical retrieval and others. It is the vehicle for papers presented at ASAM scientific meetings to reach the membership and general scientific population. The journal through conference scholarships has provided an avenue for medical students to share important clinical information of great benefit to the practice of aerospace medicine.

七、Human Factors（Hum Factors）《人的因素》

ISSN: 0018-7208（Print）; 1547-8181（Online）

Address: Sage Publications Inc, 2455 Teller RD, Thousand Oaks, USA, CA, 91320

Tel: +44 （0）20 7324 8701

Email: subscriptions@sagepub.co.uk

Website: http://hfs.sagepub.com/

Human Factors（quarterly）published its first issue in 1958. It is the flagship journal of the Human Factors and Ergonomics Society. It publishes peer-reviewed scientific studies in human factors / ergonomics that present theoretical and practical advances concerning the relationship between people and technologies, tools, environments, and systems. Papers published in Human Factors leverage fundamental knowledge of human capabilities and limitations — and the basic understanding of cognitive, physical, behavioral, physiological, social, developmental, affective, and motivational aspects of human performance — to yield design principles; enhance training, selection, and communication; and ultimately improve human-system interfaces and sociotechnical systems that lead to safer and more effective outcomes. Human Factors also publishes special issues that focus on important areas of human factors/ergonomics in an integrated manner.

Human Factors will be of particular interest to those interested in areas such as human factors/ergonomics,human-systems integration, automation, robotics, human-computer interaction, transportation, health-care systems, aviation and aerospace, aging, teamwork, education and training, military systems, architecture, applied psychology, biomechanics, cognitive psychology, cognitive science, industrial engineering, neuroergonomics, and user-centered design.

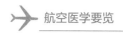

八、International Journal of Human Factors and Ergonomics（IJHFE）《国际人的因素与人机工程学杂志》

ISSN：2045-7804（Print）,2045-7812（Online）

Address: T. Hikmet, Eskisehir Technical University, Turkey

E-mail: editorial@inderscience.com

Website: https:// www. inderscience.com

International Journal of Human Factors and Ergonomics（**IJHFE**）*publishes* high quality international interdisciplinary peer-reviewed manuscripts cobering ergonomics and human factors in the design, planning, development and managering of technical and social systems for work or leisure, including technical systems, equipment, products and the organization of work.

The objectives of *IJHFE* are to establish an effective channel of communication between industry,academic and research institutions and persons concerned with the contributions of human factors and ergonomics knowledge, methods and approaches to product and systems design and development, and to foster improved working conditions and greater well-being. The intermational dimension is emphasized in order to overcome cultural and national barriers and to meet the challenges of the global economy and the accelerating pace of technological change.

Readership is aimed at practitioners and academics working in research and design departments and institutes, ergonomists, physical therapists, occupational physicians,managers, designers, technologists and research and development engineers working in industry.

九、International Journal of Aerospace Engineering（Int J Aerospace Eng）《国际航空航天工程杂志》

ISSN: 1687-5966（Print）; 1687-5974（Online）

Address: Adam House, Third Floor 1 Fitzroy Square London W1T 5HF, United Kingdom

Email: ijae@hindawi.com.

Website: http://www.hindawi.com/journals/ijae

International Journal of Aerospace Engineering aims to serve the international aerospace engineering community through dissemination of scientific knowledge on practical engineering and design methodologies pertaining to aircraft and space vehicles. Original unpublished manuscripts are solicited on all areas of aerospace engineering including but not limited to: mechanics of materials and structures Aerodynamics and fluid mechanics Dynamics and control Aeroacoustics Aeroelasticity Propulsion and combustion Avionics and systems Flight simulation and mechanics Unmanned air vehicles（UAVs）. Review articles on any of the above topics are also welcome. The journal is an open access journal. All articles are immediately available to read and reuse upon publication.

十、International Journal of Aerospace Psychology（Int J Aerosp Psychol）《国际航空航天心理学杂志》

ISSN: 2472–1832（Print）; 2472–18 40（Online）

Address: 530 Walnut Street, STE 850, Philadelphia, USA, PA, 19106

Email: mspatankar@purdue.edu

Website: https://www.tandfonline.com/

International Journal of Aerospace Psychology was published in 1900 by Taylor and Francis Ltd.. The primary goal of this journal is the publication of scholarly papers developed within this increasingly important field of study—the development and management of safe, effective aerospace systems from the standpoint of the human operators and occupants. Several divergent academic disciplines contribute heavily to its contents, making it truly interdisciplinary in nature and scope. These fields include, to name a few, engineering and computer science, psychology, education, and physiology.

十一、International Journal of Aviation Psychology（Int J Aviat Psychol）《国际航空心理学杂志》

ISSN：1050–8414（Print）; 1532–7108（Online）

Address: Taylor & Francis, Inc., 530 Walnut Street, Suite 850, Philadelphia, PA 19106, USA

Email: mspatankar@purdue.edu

Website: http://www.tandfonline.com/hiap

The International Journal of Aviation Psychology, founded in 1991, is published quarterly in January, April, July, and October for a total of four issues per year by Taylor & Francis Group. It is an international, peer–reviewed journal publishing high–quality, original research. The primary goal of this journal is the publication of scholarly papers developed within this increasingly important field of study the development and management of safe, effective aviation systems from the standpoint of the human operators. Four divergent academic disciplines contribute heavily to its contents, making it truly interdisciplinary in nature and scope. These fields are engineering and computer science, psychology, education, and physiology. The scientific journal International Journal of Aviation Psychology is included in the Scopus database. Publisher country is United States of America. The main subject areas of published articles are

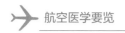

Computer Science Applications, Aerospace Engineering, Applied Psychology, Education.

十二、International Journal of Aviation Management（IJAM）
《国际航空管理杂志》

ISSN：1755-9901（Print）；1755-991X（Online）

Address: Inderscience Enterprises Limited Order Dept Route de Pre-Bois, 141216 Cointrin-Geneva Switzerland

Fax: +41 22 9295600

Email: subs@inderscience.com

Website: https://www. inderscience.com

The International Journal of Aviation Management（IJAM）was established in 2011 and has become an authoritative international reference in its field. It publishes proceedings of the International Association for Vehicle Design, which is an independent, non-profit learned society that exists to develop, promote and coordinate the science and practice of automotive engineering, technology, vehicle design and safety.

IJAM addresses major management issues facing the air transport industry today. The journal offers practitioners and academics a forum for analysis and discussion in the field of aviation management. Papers cover all the major sectors of the industry: airlines, airports, air traffic control and related organisations.

十三、International Journal of Sustainable Aviation（IJSA）
《国际可持续航空杂志》

ISSN: 2050-0467（Print）; 2050-0475（Online），

Address: Order Dept Route de Pre-Bois, 141216 Cointrin-Geneva Switzerland

Fax: +41 22 9295600

Email: subs@inderscience.com

Website: https:// www. inderscience.com

International Journal of Sustainable Aviation（IJSA）handles a broad range of aviation-related issues with particular emphasis on environmental problems associated with sustainability. Aviation is cited as one of the major sources of noise and air pollution and considered a prominent cause of global warming. Future trends in aviation could constitute a major impediment to having sustainable development in economic, social and environmental perspectives. Sustainable aviation is a long term strategy aiming to offer innovative solutions to the challenges facing the aviation industry.

The aviation industry is one of the fastest growing industries in the world. It can be viewed as making a positive contribution to sustainability. *IJSA*, a peer-reviewed, international, multi-disciplinary journal, aims to address current issues in the field of aviation such as improving aircraft fuel efficiency, fostering use of biofuels, minimising environmental impact, mitigating GHG emissions and reducing of engine and airframe noise.

IJSA aims to bring solutions to all the major sectors of the aviation industry in terms of sustainability. To that end, it is of interest to the active and creative community of researchers, educators and practitioners not only in mainstream engineering （e.g., aeronautical, mechanical, civil, chemical, environmental, and industrial） but also in physics, biology, economics and management.

十四、International Journal of Civil Aviation （IJCA）《国际民航杂志》

ISSN：1943-3433（Print）

Address: 5348 Vegas Dr.#825 Las Vegas, Nevada 89108 United States

Tel: 1-702-953-1852

E-mail: info@macrothink.org

Website: https:// www.macrothink.org/

International Journal of Civil Aviation （IJCA） is an international-oriented online journal, peer-reviewed and published by Macrothink Institute. The journal publishes papers in technical, non-technical, strategic, operational and managerial topics of the civil aviation sectors.

IJCA is a scholarly publication for researchers, academicians and professionals in the civil aviation industry. It is published as biannual. *IJCA* accepts manuscripts on wide range significant research topics that related to civil aviation: technical, non-technical, operational, strategic, financial, managerial, law and regulations components of civil aviation organizations, airlines and airports. The journal aims to provide scholarly and original research in the following broad categories of appropriate topics include, but are not limited to: Corporate Administration, Management, Finance, Economics, Marketing, Corporate Sustainability and relevant subjects; Strategic, Operational, Technical issues; Airport management, planning and development; Airline management, fleet planning, scheduling; Aviation Policy, Law and regulations; Airlines and Cargo; Safety and Security, Human factors; Aircraft Maintenance, Engineering, Engine and framework; Sustainable Development issues and environmental impacts.

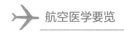

十五、European Journal of Applied Physiology（EJAP）《欧洲应用生理学》

ISSN: 1439-6319（Print）; 1439-6327（Online）

Address：Adam House, Third Floor 1 Fitzroy Square London W1T 5HF, United Kingdom

Email: ejapeditors@mrum.eu

Website: https://www.editorialmanager.com/ejap/

With a focus on human integrative and translational physiology, *European Journal of Applied Physiology*（EJAP）publishes original research that is considered likely to further our understanding of the functioning of the intact healthy human body under a variety of environmental （e.g. altitude, climatic, gravitational） and exercise conditions. Contexts include those relating to occupational, sporting, recreational and daily activities throughout the human life-span from childhood to old age. It presents research on the function of the intact healthy human body under a variety of environmental and exercise conditions, examines occupational, sporting, recreational and daily activities throughout the human life-span from childhood to old age and analysis draws on molecular and developmental biology, biomechanics, biochemistry, endocrinology, and nutrition, as well as all aspects of human physiology.

EJAP aims to promote mechanistic advances in human integrative and translational physiology. Physiology is viewed broadly, having overlapping context with related disciplines such as biomechanics, biochemistry, endocrinology, ergonomics, immunology, motor control, and nutrition. *EJAP* welcomes studies dealing with physical exercise, training and performance. Studies addressing physiological mechanisms are preferred over descriptive studies. Papers dealing with animal models or pathophysiological conditions are not excluded from consideration, but must be clearly relevant to human physiology.

十六、Air Force Magazine《空军杂志》

ISSN: 1067-991X（Print）

Address: The Air Force Association, 1501 Lee Highway, Arlington, Va., 22209-1198，USA

Tel:（800）727-3337; Fax（703）247-5853（800）

E-mail: letters@afa.org

Website: http://www.airmedicaljournal.com/

Air Force Magazine, founded in 1917, is the monthly journal of the Air Force Association and among the world's foremost publications on defense, aerospace, and airpower. We cover Air and Space operations, programs, technology, as well as its people and history. Air Force Magazine is an authoritative source for insight and analysis about airpower, spacepower, and U.S. and allied defense strategy.

Its daily reportemail is a daily must-read for aerospace professionals—in uniform and out—and for all Air Force, airpower, and national defense news, providing both unique original content and a curated selection of newsworthy reports from other leading sources.

Air Force Magazine's annual USAF Almanac is the go-to comprehensive source for facts, figures, and other details about the Air Force. With sections on bases, budgets, commands, people, and weapons systems, it's a one-stop shop for USAF information published annually since 1973. Access to the Almanac is restricted to subscribers, who also become members of the Air Force Association.

十七、Military Medicine《军事医学》

ISSN: 0026-4075 （Print）

Address: Assoc Military Surg US, 9320 Old Georgetown RD, Bethesda, USA, MD, 20814

Tel: +44 1865 353907

E-mail: institutionalsales@oup.com

Website: http://publications.amsus.org

Military Medicine: International Journal of AMSUS （The Society of Federal Health Professionals） is the Association's official monthly journal. The journal began publication in 1892 as "The Military Surgeon". The articles published in the journal are peer-reviewed scientific papers, case reports, and editorials. The journal also publishes letters to the editor and book reviews. The objective of the Journal is to promote awareness of Federal medicine by providing a forum for responsible discussion of common ideas and problems relevant to Federal healthcare. Its mission is: to increase healthcare education by providing scientific and other information to its readers; to facilitate communication; and to offer a prestige publication for members' writings. *Military Medicine* is a valuable educational and informational resource for AMSUS members.

十八、The Flying Physician《飞行医师》

Address: 11626 Twain Dr.Montgomery, Texas 77356

Tel: 936-588-6505

E-mail: info@fpadrs.org

Website: https://fpadrs.org

The Flying Physician, founded in 1955, is the journal published by Flying Physicians Association EPA. EPA is the world's premier organization of physician-pilots. They participate

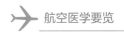

in a wide variety of educational, charitable and recreational activities involving medicine and aviation. EPA members are physician-pilots promoting safety, education and human interest projects relating to medicine and aviation. As physicians, with knowledge in the effects of Flying （physical, mental and emotional）, they strive to increase safety and to preserve health by providing basic information through example and teaching to the medical profession, to aircrews and to the public at large, influencing members of the medical profession to fly and to develop expertise in the effects of Flying which will result in better utilization of aircraft for emergency services, better cooperation with state and federal aviation agencies, better cooperation with state and federal aviation agencies, better qualified aviation medical examiners and more significant research.

十九、Aviation Safety《航空安全》

ISSN: 0277-1764 （Print）

Address: Aviation Safety Belvoir Media Group, 535 Connecticut Ave. Suite 201Norwalk, CT 06854

Tel:1-203-857-3100

E-mail: avsafetymag@gmail.com

Website:https:// www.aviationsafetymagazine.com

Aviation Safety is America's most respected risk management and accident prevention report. For 40 years, smart pilots everywhere have been scrutinizing this outspoken publication for the most revealing analysis of recent accidents and how they could have been prevented. *Aviation Safety*, the monthly journal of risk management and accident prevention, is packed with useful, timely information on basic and advanced technique, accident analysis and, most important, practical articles on how you can develop the judgment that will keep you in the air and out of the NTSB's files. The journal isn't about pretty pictures of new airplanes. What you will find is hard-hitting, up-to-date reporting from accident investigators and safety counselors on real-life scenarios from other pilots just like you.

二十、AeroSafety World《航空安全世界》

ISSN :1934-4015 （Print）;1934-4015（Online）

Address: 701 N. Fairfax Street, Suite 250, Alexandria, Virginia 22314-2058, USA

Tel: +1 703 739 6700; Fax: +1 703.739.6708

Email: apparao@flightsafety.org

Website: https:// www.flightsafety.org/aerosafety-world-magazine

AeroSafety World continues Flight Safety Foundation's tradition of excellence in aviation safety journalism that dates back more than 50 years. The full-color monthly magazine offers in-depth analysis of important safety issues facing the industry and a greater emphasis on timely news coverage. The archives of this publication and previous versions released by the association, provide a wealth of timeless insight for aviation safety professionals. Each issue contains:

- In-depth features on the most important commercial and business aviation safety issues, risk mitigations and best practices that affect millions of flights and billions of passengers each year;

- Analyses of accidents and incidents to raise awareness of problems to be avoided in the future;

- Opinion and insight from safety professionals working around the world;

- All the latest news and information on research, training, human factors, regulatory actions and emerging safety threats.

AeroSafety World content is available exclusively to members of Flight Safety Foundation, an internationally recognized impartial and independent nonprofit founded in 1947 for the sole purpose of advancing the cause of aviation safety around the world. The Journal is in a unique position to identify global safety issues, set priorities and serve as a catalyst to address these concerns through data collection and information sharing, education, advocacy and communications.

二十一、Aeronautical Journal（AERONAUT J）《航空杂志》

ISSN: 0001-9240（Print）;2059-6464（Online）

Address: Royal Aeronautical SOC, 4 Hamilton PL, London, England, W1J 7BQ

Email: aerojournal@aerosociety.com

Website: https://www.edmgr.com/aeroj

Aeronautical Journal has, for over a century, been the UK's leading scientific and technical aeronautics Journal and is the world's oldest Aerospace Journal that remains in production.Published monthly by Cambridge University Press in England. The Aeronautical Journal draws upon the expertise and resources of The Royal Aeronautical Society providing a world-wide forum for authors from the UK and overseas. Research papers are solicited on all aspects of research, design and development, construction and operation of aircraft and space vehicles. Papers are also welcomed which review, comprehensively, the results of recent research developments in any of the above topics.

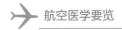

二十二、Journal of travel medicine（J Travel Med）《旅行医学杂志》

ISSN: 1195-1982（Print）

Address: 11720 Amber Park Drive, Suite 160, Alpharetta, Georgia 30009, USA

Tel: +1.404.373.8282; Fax: +1.404.373.8283

E-mail: ISTM@ISTM.org

Website: http://mc.manuscriptcentral.com/jtm

The Journal of Travel Medicine, founded in 1994, is quarterly published by Oxford University Press in United States. It publishes cutting-edge research, consensus papers, policy papers and expert reviews in the field of travel medicine in the interface with other disciplines, including: prevention and treatment of disease; clinic management; patient and staff education; immunizations; impact of travel on host countries; military medicine; problems of refugees; diseases such as malaria, travelers' diarrhea, hepatitis, TB, STDs and AIDS, jet lag, altitude sickness, trauma, special hosts, and more. This journal accepts the following article types: Original Articles, Review Articles, Editorials, Perspectives, Clinical Pearls, Research Letters, Letters to the Editor, and Correspondence related to a recent publication in the Journal of Travel Medicine.

二十三、The International Journal of Travel Medicine and Global Health（IJTMGH）《国际旅行医学与全球健康杂志》

ISSN: 2322-1100（Print）; 2476-5759（Online）

Address: Journal Management Office, Travel Medicine Center of Iran, 1ST Floor, No. 2, Sheikh Bahai South Avenue, Mollasadra St., Vanak Sq., Tehran, I.R., Iran

Tel: +98-21-82483264

Email: ijtmgh@outlook.com

Website: http://www.ijtmgh.com

The International Journal of Travel Medicine and Global Health（**IJTMGH**）has been ranked as a scientific and research journal by the committee of the Iranian Medical Sciences Journals of the Ministry of Health and Education. The journal is a peer-reviewed international academic journal published quarterly by the International Travel Medicine Center of Iran. *IJTMGH* publishes papers in all fields of Travel Medicine & Global Health aiming to increase the understanding, diagnosis and treatment of various disorders which can be presented, deteriorated, and healed in a travel. Its primary aim is to facilitate the exchange of ideas, hypothesis, techniques and information among all physicians. *IJTMGH* is an open access, peer-reviewed, online journal encompassing all diagnostic, prognostic, and therapeutic aspects of medicine in travels and is adhering to ICMJE and COPE recommendation.It is a Platinum Open Access journal, i.e., totally free of charge for the authors and readers.

二十四、Journal of Occupational and Environmental Medicine（J Occup Environ Med）《职业与环境医学杂志》

ISSN: 1076-2752（print）; 1536-5948（online）

Address:Lippincott Williams & Wilkins, 530 Walnut ST, Philadelphia, USA, PA, 19106-3621

Tel:（443）794-1535

E-mail:stacie.yuhasz@kwfco.com

Website: http://journals.lww.com/joem/pages/default.aspx

Journal of Occupational and Environmental Medicine, an Official Journal of the American College of Occupational and Environmental Medicine, was published monthly by Lippincott Williams and Wilkins in 1995. It is an excellent source for new ideas, concepts, techniques, and procedures that can be readily applied in the industrial or commercial employment setting. Its primary mission is to increase scientific understanding of health risks posed by contaminants in the workplace, home, and the ambient environment. The journal is an indispensable guide to good health in the workplace for physicians, nurses, and researchers alike. In-depth, clinically oriented research articles and technical reports keep occupational and environmental medicine specialists up-to-date on new medical developments in the prevention, diagnosis, and rehabilitation of environmentally induced conditions and work-related injuries and illnesses.

二十五、International Journal of Environmental Research and Public Health（Int J Env Res Pub He）《国际环境研究与公共卫生杂志》

ISSN: 1660-7827（Print）; 1660-4601（Online）

Address: MDPI, St. Alban-Anlage 66, 4052 Basel, Switzerland

Tel: +41 61 683 77 34

Email: ijerph@mdpi.com

Website: http://www.mdpi.com/journal/ijerph

International Journal of Environmental Research and Public Health（semi-monthly）, founded in 2004, is a peer-reviewed scientific journal that publishes original articles, critical reviews, research notes, and short communications in the interdisciplinary area of environmental health sciences and public health. It links several scientific disciplines including biology, biochemistry, biotechnology, cellular and molecular biology, chemistry, computer science, ecology, engineering, epidemiology, genetics, immunology, microbiology, oncology, pathology, pharmacology, and toxicology, in an integrated fashion, to address critical issues related to environmental quality and public health. Therefore, *IJERPH* focuses on the publication of scientific and technical information on the impacts of natural phenomena and anthropogenic factors on the quality of our environment, the interrelationships between environmental health and the quality of life, as well as the socio-cultural, political, economic, and legal considerations related to environmental stewardship, environmental medicine, and public health. It covers a broad spectrum of important topics which are relevant to environmental health sciences and public health protection. It provides comprehensive and unique information with a worldwide readership. Emphasizing holistic approach, the journal serves as a comprehensive and multidisciplinary platform, addressing important public health issues associated with environmental pollution and degradation.

二十六、Journal of the American Medical Association（JAMA）《美国医学会杂志》

ISSN: 0098-7484（Print）; 1538-3598（Online）

Address: AMER MEDICAL ASSOC, 515 N STATE ST , CHICAGO, USA, IL, 60610-0946

Tel:（312）464-4444 or（312）464-2402; fax:（312）464-5824

E-mail: jamams@jamanetwork.org.

Website: http://jama.ama-assn.org/

Journal of the American Medical Association, published continuously since 1883, is an international peer-reviewed general medical journal. *JAMA* is a member of the *JAMA* Network, a consortium of peer-reviewed, general medical and specialty publications and is also the most widely circulated general medical journal in the world, it is published 48 times per year in print/online issues, and new articles are published several times a week online. Without any author fees, all research articles are made free access online 6 months after publication on the JAMA website. This journal offers unparalleled reach and an author-friendly approach from manuscript submission through publication and reaches physicians, other health professionals, researchers, policy makers, librarians, journalists, and others interested in medicine and public health throughout the world.

二十七、British Medical Journal（BMJ）《英国医学杂志》

ISSN: 1756-1833（Print）

Address: The BMJ, BMA House, Tavistock Square, London WC1H 9JP, UK

Tel: +44 （020） 7387 4410; Fax: +44 （020） 7383 6418

E-mail: papersadmin@bmj.com

Website: www.bmj.com/

British Medical Journal（BMJ）, founded in 1840, is an international peer reviewed medical journal and a fully "online first" publication. It is a journal of the British Medical Association, monthly published by BMJ Publishing Group Ltd. It is one of the four leading medical journals in the world and the most comprehensive medical journals those are widely read and popular worldwide with a long history of 160 years and profound cultural accumulation and unique style characteristics. Its columns are rich and colorful. The journal publishes original research articles, review and educational articles, news, letters, investigative journalism, and articles commenting on the clinical, scientific, social, political, and economic factors affecting health. Its mission is to lead the debate on health and to engage, inform, and stimulate doctors, researchers, and other health professionals in ways that will improve outcomes for patients.

二十八、New England Journal of Medicine（NEJM）《新英格兰医学杂志》

ISSN: 0028-4793（Print）

Address: Massachusetts Medical SOC, Waltham Woods Center, 860 Winter ST, Waltham, USA, MA, 02451-1413

Tel: 617-734-9800; Fax: 617-739-9864

Email:comments@nejm.org

Website:http://www.nejm.org

The New England Journal of Medicine （weekly）（NEJM）, founded in 1811, is recognized as the world's leading medical journal and website. It is now published by the Massachusetts Medical Association. *NEJM* is a weekly general practice journal that publishes new medical research findings, review articles, and editorials on a range of subjects important to biomedical science and clinical practice. The materials focus on the specialized fields of internal science and allergy/immunology, cardiology, endocrinology, gastroenterology, hematology, kidney disease, oncology, pulmonary disease, rheumatology, HIV, and infectious diseases. It publishes original research and interpretive articles in major aspects of medicine: its science, its art and

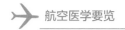

practice, and its position in today's society. Each week, The Journal presents major, previously unpublished research results, clinical findings, updates and opinions. Its mission is to bring physicians the best research and information at the intersection of biomedical science and clinical practice and to present this information in understandable and clinically useful formats that inform health care delivery and improve patient outcomes. Published continuously for over 200 years, *NEJM* delivers high-quality, peer-reviewed research and interactive clinical content to physicians, educators, researchers, and the global medical community.

二十九、Canadian Medical Association Journal（CMAJ）《加拿大医学会杂志》

ISSN: 0820-3946（Print）

Address: The CMAJ Group, 1410 Blair Towers Place, Suite 500, Ottawa ON K1J 9B9, Canada

Tel: 866-971-9171

Email: cmajgroup@cmaj.ca

Website: http://www.cmaj.ca/

The Canadian Medical Association Journal（semimonthly）（CAMJ）has been in existence in one form or another since 1911. The journal began publication in 1985 as "*CAMJ*". It is the journal of Canadian Medical Association. *CMAJ* is a peer-reviewed general medical journal that publishes original clinical research, commentaries, analyses, and reviews of clinical topics, health news, clinical practice updates and thought-provoking editorials. It has had substantial impact on health care and the practice of medicine in Canada and around the world. *CMAJ* is a world respected journal for physicians, scientists and medical students. It is headquartered in Ottawa, Canada and has archived studies for the period of 1911 to date.

三十、Medical Journal of Australia（MJA）《澳大利亚医学杂志》

ISSN: 0025-729X（Print）；1326-5377（Online）

Address: AMPCo, Locked Bag 3030, Strawberry Hills, NSW 2012,Australia

Tel: +61 2 9562 6666; Fax: +61 2 9562 6699

Email：mja@mja.com.au

Website: https://www.mja.com.au/journal/about-us

Medical Journal of Australia（MJA）is Australia's premier journal of medical practice and clinical research, published by the Australasian Medical Publishing Company Proprietary Limited（AMPCo）for the Australian Medical Association. It was founded in 1914, the values held high by the Journal have not changed: recording the progress of scientific medicine and assisting in interpreting the practice of medicine in all its branches. *MJA* is published twice a month with one issue in January and December（22 issues a year）and covers all the important issues affecting Australian health care. The journal publishes the latest Australian clinical research, evidence-based reviews, clinical practice updates, authoritative medical opinion and debate, and developments within the humanities with respect to medicine. They encourage comment and debate from their readers.

三十一、Nature Medicine（Nat Med）《自然医学》

ISSN: 1078-8956（Print）; 1546-170X（Electronic）; 1078-8956（Linking）

Address: One New York Plaza Suite 4500 New York, NY 10004-1562 USA

Tel: +1（212）726-9214

E-mail: medicine@us.nature.com

Website: http://www.nature.com

Founded in 1995, *Nature Medicine* is published monthly by the Nature Publishing Group, a division of Macmillan Publishers Ltd, and is one of the rapidly expanding stable of Nature journals. The journal is an academic journal publishing research articles, reviews, news and commentaries in the biomedical area, including both basic research and early-phase clinical research. Topics covered include cancer, cardiovascular disease, gene therapy, immunology, vaccines, and neuroscience. *Nature Medicine* seeks to publish research papers that demonstrate novel insight into disease processes, with direct evidence of the physiological relevance of the results.

Nature Medicine publishes research that addresses the needs and goals of contemporary medicine. Original research ranges from new concepts in human biology and disease pathogenesis to robust preclinical bases for new therapeutic modalities and drug development to all phases of clinical work, as well as innovative technologies aimed at improving human health. Current areas of interest also include, but are not limited to: gene and cell therapies, clinical genomics, regenerative medicine, hegenerative medicine, effects of the environment in human health, artificial intelligence in health care, smart wearable devices, early disease diagnosis, microbiome and aging. *Nature Medicine* also publishes Reviews, Perspectives and other content commissioned from leading scientists in their fields to provide expert and contextualized views of the latest research driving the progress of medicine. The news section is editorially independent and provides topical and timely reporting of upcoming trends affecting medicine, researchers and the general audience.

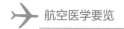
三十二、Lancet《柳叶刀》

ISSN: 0140-6736（Print）

Address: 125 London Wall, London, EC2Y 5AS, UK

Tel: +44 （0） 207 424 4950

Email: editorial@lancet.com

Website: http://www.thelancet.com

Lancet, the world's leading independent general medical journal, is published weekly by the lancet publishing group in United Kingdom in 1823 . The journal's coverage is international in focus and extends to all aspects of human health. *Lancet* publishes the original primary research and review articles of the highest standard. It is stringently edited and peer-reviewed to ensure the scientific merit and clinical relevance of its diverse content. Drawing on an international network of advisers and contributors, *Lancet* meets the needs of physicians by adding to their clinical knowledge and alerting them to current issues affecting the practice of medicine worldwide. The blend of challenging editorials, signed commentaries, original research, commissioned reviews, an international news section, and the views of readers in the letters pages make Lancet an essential weekly read for physicians all over the world.

（丛 聪 赵 静 杜 鹏 编写）

第六章

航空航天医学主要数据库

因特网上蕴含着极为丰富、类型多样的航空航天医学信息资源，每个数据库中信息资源容量巨大，数据标准化程度极高，收录了很多能够反映学科最前沿的科技成果，具有很高的学术价值。国外优秀的航空航天医学信息资源主要集中在美国和欧洲等少数国家，在内容方面非常注重实用性，日常维护、更新速度较快，内容丰富精深。本章重点介绍了国内外权威性的与航空航天医学相关的专业及医学综合数据库的特点与检索途径，旨在方便航空医学工作者充分了解网上信息资源和专业信息研究中心及图书馆的资源，注意各种不同数据库信息的学习，熟练掌握各种数据库的检索方法，有效提高信息检索质量，及时地了解并掌握航空航天领域的发展趋势和最新研究动态，更好地利用数据库信息资源助力航空医学文献检索以及科研创新工作。本章只是提纲挈领，读者可以根据自身需要选择和利用这些数据库，必将能够收到事半功倍的效果。

第一节 国内航空航天医学主要数据库

一、中国航天文献数据库

网址：http://www.space.cetin.net.cn/index.asp

中国航天文献数据库是由国防科工委自建的中文综合文献数据库，收录了航天系统中的部、院情报所和各研究所情报室的主要馆藏文献。文献类型包括科技报告、期刊论文、会议录、专著、论文集、图书和学位论文等，专业范围涉及导弹技术、航天技术、飞行力学、推进与发动机、制导控制、电子通信技术、探测跟踪技术、遥测遥控遥感技术、计算机与数据处理、结构材料、特种工艺、实验技术、空间科学和航空航天医学等。

二、航空行业标准全文数据库

网址：http://202.112.143.63:88/hb_web

航空行业标准（HB）全文数据库是由北京航空航天大学图书馆自建的专题文献数据库，提供航空行业标准（非密数据）目录、摘要和全文信息，目前共收录航空行业标准12 000多项。本系统不包含晒蓝格式的航空行业标准正文和部分废止的航空行业标准正文。该系统是基于浏览器的标准数据查询系统，用户可根据标准号、标准名称、分类号、主办部门、发布日期和实施日期进行精确和模糊查询，并可对以上内容进行组合查询。同时，系统提供在检索结果中进行二次检索的功能。用户可以在检索结果中，直接打开所需标准信息摘要和全文进行浏览。全文为 PDF 格式的图片文件，经加密处理，文件内容不可摘取，全文文件脱离系统不可使用。

三、中国航空工业发展研究中心馆藏库

网址：http://202.119.70.25:8090

中国航空工业发展研究中心馆藏库是南京航空航天大学图书馆与中国航空工业发展研究中心馆合作引进的馆藏文摘型数据库，涵盖了中国航空工业发展研究中心的所有馆藏资源。本数据库包含航空、航天等国防专业相关的大量文献资源，现有数据 540 256 条。

四、民航特色数据库

网址：http://www.cauc.edu.cn/cauc_tsg/mhdb.htm

民航特色数据库是由中国民航大学图书馆自建的专题数据库，包括以下几个方面。①空客在线系统 AirbusWorld：其是空客公司为全球空客飞机运营商提供的网络信息服务系统。AirbusWorld 覆盖了空客各机型资料，内容实时更新，在线阅览全文，检索功能完备，还提供了人机交互界面和互动式学习课件。② AV–DATA 全球航空法规全文数据库：AV–DATA 是由 IHS 集团（Information Handing Service）制作的全球唯一的航空法规全文数据库，可以实现对全球航空规则、安全和咨询信息的一站式查寻。该数据库主要包括美国联邦航空局（FAA）规则，欧洲联合航空当局（JAA）信息、联合航空条例（JAR）所有章节、管理及指导材料（AGM）、建议修订通知（NPA）；国际民航组织（ICAO）全部 18 个附件、ICAO 出版的全部文档，英国民航局民航出版物（UK–CAA CAP）。③中国民航航行资料汇集：是由中国民用航空总局空中交通管理局航行情报服务中心推出的单机版光盘数据库，内容包括机场细则、航线手册、航线图三部分。

此外，民航特色数据库还包括，美国航空航天学会（AIAA）数据会议论文和期刊全文数据库、民航内部参考资料、简氏航空运输网络图书馆、Aerospace 数据库等资源。

五、中国国防科技报告全文库

国防科工委系统的中国国防科技报告（简称 GF 报告）是我国科技报告的重要组成部分，其中的航空科技报告已建成了《航空科技报告文摘数据库》，收录国内航空企事业单位具有很高专业技术水平的中国航空科技报告的文摘。现收录 1981 ～ 2003 年数据达 5 000 余条，公开的比例约为 50%，数据每年更新。1981 ～ 1996 年的科技报告提供全文

借阅服务，1997 年以后的科技报告只有公开级的全文报告提供借阅服务，内部（索取号后带 N）和密级（索取号后带 M 或 J）的科技报告暂不借阅。

中国航空科技报告是全面、系统地反映航空工业科学技术发展水平的系列报告，其内容以航空科技应用和发展研究中取得的成果为主，也反映了航空基础科学的理论研究成果。其所涉及的专业包括空气动力学与飞行力学、飞机结构强度、发动机技术、航空电子仪表、电气设备、导航与控制系统、航空武器、航空材料与工艺、试验与测试技术、产业政策与管理等。目前，可以通过中国航空信息（http//www.aeroinfo.com.cn/ kjbg.htm）免费检索《航空科技报告文摘数据库》1981 ～ 1996 年的数据。

六、中国知网（CNKI）

网址：http://www.cnki.net/

中国知网（China National knowledge Infrastructure，CNKI）是中国学术期刊（光盘版）电子杂志社和同方知网（北京）技术有限公司共同主办的出版网站，是 CNKI 各类知识信息内容的数字出版平台和知识服务平台，致力于为海内外各行各业提供情报与知识的专业服务。中国知网网络出版了包括期刊、学位论文、会议论文、年鉴、报纸、图书、标准、专利、科技成果、国学宝典和外文数据库等多种类型的文献数据库，涵盖国内 90% 的显性知识资源，文献总量超过 1 亿篇 / 条，且以每年 700 万条的速度增长，并对数据实行实时更新。

CNKI 目前包括中国期刊全文数据库、中国优秀博士学位论文数据库、中国优秀硕士学位论文全文数据库、中国重要报纸全文数据库、中国重要会议论全文数据库、中国医院知识仓库和中国专利数据库等多个数据库，每个数据库都提供初级检索、高级检索和专业检索 3 种检索功能，高级检索功能最常用。CNKI 是全球信息量最大、最具价值的中文网站，其内容有极高的收藏价值和使用价值，可以作为学术研究、科学决策的依据，是查资料、写论文、分析数据都不可缺少的 TOP 级重要工具。

（一）中国期刊全文数据库（CJFD）

网址：http://kns.cnki.net/kns/brief/result.aspx?dbprefix=CJFQ

中国期刊全文数据库（China Journal Full-text Database，CJFD）是世界上最大的连续动态更新的中国期刊全文数据库。作为主打数据库之一的期刊专题全文数据库，其收录 1994 年以来的 6 100 余种学术类核心与专业特色期刊全文，内容覆盖医药卫生、理工 A（数理科学）、理工 B（化学化工能源与原料）、理工 C（工业技术）、农业、文史哲、经济政治与法律、教育与社会科学、电子技术与信息科学等，分九大专辑、126 个专题类目。

（二）中国博士学位论文全文数据库（CDFD）

网址：http://kns.cnki.net/kns/brief/result.aspx?dbprefix=CDFD

中国博士学位论文全文数据库（China Doctoral Dissertations Full-text Database，CDFD）是目前国内相关资源内容最全、质量最高、出版周期最短、数据最规范、最实用的博士学位论文全文数据库，是国务院学位委员会办公室学位点评估唯一指定博士学位论文参考数据库。该库分为十大专辑，分别为基础科学、工程科技Ⅰ、工程科技Ⅱ、农业科技、医药卫生科技、哲学与人文科学、社会科学Ⅰ、社会科学Ⅱ、信息科技、经济与管理科学。十专辑下分为168个专题，收录全国985、211工程等重点高校、中国科学院和社会科学院等研究院所的博士学位论文。

（三）中国优秀硕士学位论文全文数据库（CMFD）

网址：http://kns.cnki.net/kns/brief/result.aspx?dbprefix=CMFD

中国优秀硕士学位论文全文数据库（China Master's Theses Full-text Database，CMFD）是国内内容最全、质量最高、出版周期最短、数据最规范、最实用的硕士学位论文全文数据库，是国务院学位委员会办公室学位点评估唯一指定硕士学位论文参考数据库。该库分为十大专辑分别为基础科学、工程科技Ⅰ、工程科技Ⅱ、农业科技、医药卫生科技、哲学与人文科学、社会科学Ⅰ、社会科学Ⅱ、信息科技、经济与管理科学。十专辑下分为168个专题，重点收录1999年以来985、211高校、中国科学院、社会科学院等重点院校高校的优秀硕士论文、重要特色学科如通信、军事学、中医药等专业的优秀硕士论文。

（四）中国重要报纸全文数据库（CCND）

网址：http://kns.cnki.net/kns/brief/result.aspx?dbprefix=CCND

中国重要报纸全文数据库（China Core Newspapers Full-text Database，CCND）是我国第一个以学术性、资料性报纸文献为出版内容的连续更新的报纸全文数据库。CCND是收录我国核心报纸最多的数据库，数据来源为出版文献遴选自国家广播电视总局审核批准的、正式出版的中央党报、省级党报、地市级党报、全国行业性报纸和地方行业报纸。其由中国学术期刊（光盘版）电子杂志社出版，收录2000年以来国内公开发行的6 500多种重要报纸。产品分为十大专辑，分别为基础科学、工程科技Ⅰ、工程科技Ⅱ、农业科技、医药卫生科技、哲学与人文科学、社会科学Ⅰ、社会科学Ⅱ、信息科技、经济与管理科学。十专辑下分为168个专题文献数据库和近3 600个子栏目。网络数据每日更新。

（五）中国重要会议论文全文数据库（CPCD）

网址：http://kns.cnki.net/kns/brief/result.aspx?dbprefix=CPFD

中国重要会议论文全文数据库（China Proceedings of Conference Full-text Database，CPCD）汇集了国内外 10 500 余家重要会议主办单位产出的学术会议文献，基本囊括了我国各学科重要会议论文，是我国最完备的重要会议论文全文数据库，也是我国第一个连续出版重要会议论文的全文数据库。数据来源为高校重点实验室、研究中心及院系主办的学术会议，全国性学会及其分会、专业委员会主办的学术会议或论文评选，全国性行业协会及其分会主办的行业活动或发布的行业报告，地方性学会/协会主办的特色会议（选择性收录），由国内外会议主办单位或论文汇编单位书面授权并推荐出版的重要会议论文，由中国学术期刊（光盘版）电子杂志社编辑出版的国家级连续电子出版物专辑。重点收录 1999 年以来，中国科协系统及国家二级以上的学会、协会、高校、科研院所，政府机关举办的重要会议以及在国内召开的国际会议上发表的文献。其中国际会议文献占全部文献的 20% 以上，全国性会议文献超过总量的 70%，部分重点会议文献回溯至 1953 年。网络数据每日更新。出版的会议论文平均滞后会议结束日期 60 天。

（六）中国医院知识仓库（CHKD）

网址：http://www.chkd.cnki.net/

中国医院知识仓库（China Hospital Knowledge Database, CHKD）是专门针对医务人员临床疑难病症诊断治疗，医学科研项目选题、设计、撰写论文、成果鉴定，医院管理人员决策经营，医院科技项目查新和科研绩效评价，医务人员继续医学教育等多方面的知识信息需要，开发的专业化知识仓库，是 CNKI 系列数据库的重要专业知识仓库之一。

CHKD 新版总库除包含原有的《CHKD 期刊全文数据库》《CHKD 博硕士学位论文全文数据库》《CHKD 会议论文全文数据库》《CHKD 报纸全文数据库》四种资源外，还新增了《CHKD 国家科技成果数据库》《CHKD 年鉴网络出版总库》《CHKD 专利全文数据库》《CHKD 标准数据库》《CHKD 国家标准全文数据库》和《CHKD 行业标准全文数据库》六类资源中的生物医学部分，整合这十类资源构成《中国医院知识总库（CHKD）》总库，进一步实现了 CNKI "知识整合传播" 及 "增值知识服务" 的出版理念。

（七）中国专利全文数据库（SCPD）

网址：http://kns.cnki.net/kns/brief/result.aspx?dbprefix=SCPD

中国专利全文数据库（China Patent Full-text Database，SCPD）（知网版）是在知识产权出版社出版的《中国专利数据库》的基础上由《中国学术期刊（光盘版）》电子杂志社有限公司整合 "中国知网" 国内外相关文献，汇编而成的知识网络型专利数据库，收录从 1985 年至今的专利 2 400 多万条，包括发明专利、实用新型专利、外观设计专利三个子库，可以准确反映中国最新的专利发明。按照专利种类分为发明专利、外观设计和实用新型三个类型，其中发明专利和实用新型采用国际专利分类法（IPC 分类）和

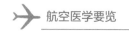
CNKI 168 学科分类，外观设计采用国际外观设计分类和 CNKI 168 学科分类。

七、万方数据资源系统

网址：http://www.wangfang.data.com.cn

万方数据资源系统（Wangfang Data）由万方数据股份有限公司出品，是建立在因特网上的科技、商务平台，自 1987 年 8 月起在网上运行。数据库整合了数亿条全球优质学术资源，集成期刊、学位、会议、科技报告、专利、视频等十余种资源类型，覆盖各研究层次。数据库分为科技信息子系统、商务信息子系统和数字化期刊子系统，面向不同用户群提供全面的信息服务。

科技信息子系统（http//www.scitechinf.com.cn）集中国科技论文与引文、中国科技机构、中国科技成果、中国科技名人、中外标准和政策法规等近 110 多个数据库，记录总数达 1 300 多万条，涉及专业范围广泛，文献类型齐全，形成一个完整的科技信息群，可为广大科技工作者、公共图书馆、科研机构和政府管理部门提供较全面的科技信息资源。每类数据库都可按分类或关键词检索相关内容。

商务子系统（http//www.businessinfo.com.cn）主要面向企业用户服务，提供中国企业、公司及产品数据库查询，目前包括工商资讯、成果专利、咨询服务等栏目。

数字化期刊子系统（http//www.periodicals.com.cn）于 1998 年 10 月开通，集纳了基础科学、医药卫生、农业科学、工业技术和人文科学 5 大类的 70 多个类目的 3 500 余种科技期刊全文，可按分类目录顺序进入各刊主页并浏览期刊全文内容，设有检索查询、网上投稿、新闻快递、在线订阅、网上邻刊、数字化论坛等栏目。

八、维普资讯有限公司系列数据库

网址：http://www.cqvip.com

重庆维普资讯有限公司（VIP）是科技部西南信息中心下属的专业化数据公司，拥有中文科技期刊数据库、维普行业剪报数据库和新产品荟萃等数据库。中文科技期刊数据库是国内较早的大型数据库，收录了 1989 ～ 1999 年出版的期刊 7 000 余种，2000 年后出版的期刊 12 000 余种，学科范围覆盖理、工、农、医及社会科学（经济、教育、体育、法律、图书情报学等）专业，1989 ～ 1999 年累积文献量 400 万篇，2000 年以后每年收录文献 90 ～ 100 万篇，提供文献数据库、全文数据库和引文数据库三个版本。中文科技期刊数据库提供分类检索和高级检索两种方式。外文科技期刊数据库是维普资讯公司联合国内数十家图书馆建立的综合性文献数据库，收录了 1995 年以来出版的重要外文期刊有 8 000 种以上，文献语种以英文为主，学科范围包括理、工、农、医和部分社科专业。维普行业剪报数据库收录了 1992 ～ 1999 年出版的报纸 400 余种，2000 年后出版的报纸 1 000 余种，收录信息类期刊 500 ～ 600 种，提供经济、金融、商贸、服务、法律、文教、科研、生物、医药、农业、地矿、石油、金属、机械、电气、电子、信息、化工、轻工、建筑和运输等行业的国内报纸剪报全文。

九、中国生物医学文献服务系统（SinoMed）

网址：http://www.sinomed.ac.cn/

中国生物医学文献服务系统（SinoMed）由中国医学科学院医学信息研究所/图书馆研制，是检索国内生物医学文献的重要文摘型数据库。2008年首次上线服务，整合了中国生物医学文献数据库（CBM）、西文生物医学文献数据库（WBM）、协和医大博硕学位论文数据库（PUMCD）、中国医学科普文献数据库（CPM）、日文生物医学文献数据库、俄文生物医学文献数据库、英文会议文摘数据库、英文文集汇编文摘数据库共8种资源，是集检索、开放获取、全文传递服务于一体的生物医学中外文整合文献服务系统。SinoMed涵盖资源丰富、专业性强，能全面、快速反映国内外生物医学领域研究的新进展，学科范围广泛，年代跨度大，更新及时。SinoMed包含以下子库。

（一）中国生物医学文献数据库（CBM）

中国生物医学文献数据库（CBM）收录1978年至今国内出版的生物医学学术期刊2 900余种，其中2019年在版期刊1 890余种，文献题录总量1 080余万篇。全部题录均进行主题标引、分类标引，同时对作者、作者机构、发表期刊、所涉基金等进行规范化加工处理；年增文献50余万篇，双周更新；涉及学科包括基础医学、临床医学、预防医学、药学、中医学以及中药学等生物医学领域的各个方面。

2019年起，新增标识2015年以来发表文献的通讯作者，全面整合中文DOI（数字对象唯一标识符）链接信息，以更好地支持文献发现与全文在线获取。

（二）中国医学科普文献数据库（CPM）

中国医学科普文献数据库（CPM）收录2000年以来国内出版的医学科普期刊近百种，文献总量达27万余篇，重点突显养生保健、心理健康、生殖健康、运动健身、医学美容、婚姻家庭、食品营养等与医学健康有关的内容，双周更新。这些医学科普文章为广大读者喜闻乐见。

（三）北京协和医学院博硕学位论文库（PUMCD）

北京协和医学院博硕学位论文库（PUMCD）收录1985年以来北京协和医学院培养的博士、硕士研究生学位论文全文1万余篇，学科范围涉及医学、药学各专业领域及其他相关专业，内容前沿、丰富，可在线浏览全文。每季更新。

（四）西文生物医学文献数据库（WBM）

西文生物医学文献数据库（WBM）收录 6 500 余种世界各国出版的重要生物医学期刊文献题录 2 400 余万篇，其中协和馆藏期刊 4 800 余种，免费期刊 2 400 余种；年代跨度大，部分期刊可回溯至创刊年，全面体现北京协和医学院图书馆悠久丰厚的历史馆藏。年增文献 60 余万篇，双周更新。

（五）日文生物医学文献数据库

日文生物医学文献数据库收录 1995 年以来日本出版的日文重要生物医学学术期刊 90 余种，部分期刊有少量回溯。每月更新。

（六）俄文生物医学文献数据库

俄文生物医学文献数据库收录 1995 年以来俄国出版的俄文重要生物医学学术期刊 30 余种，部分期刊有少量回溯。每月更新。

（七）英文会议文摘数据库

英文会议文摘数据库收录 2000 年以来世界各主要学协会、出版机构出版的 60 余种生物医学学术会议文献，部分文献有少量回溯。每月更新。

（八）英文文集汇编文摘数据库

英文文集汇编文摘数据库收录 240 余种（册）馆藏生物医学文集、汇编以及能够从中析出单篇文献的各种参考工具书等资源。报道内容以最新出版的文献为主，部分文献可回溯至 2000 年。每月更新。

十、中国生物医学期刊引文数据库（CMCI）

中国生物医学期刊引文数据库（Chinese Medical Citation Index，CMCI）是解放军医学图书馆研究与开发的我国第一个专业引文数据库，是目前我国生物医学领域规模最大的引文查询系统。该数据库收录 1994 年以来的中文生物医学期刊 1 000 多种，涵盖该领域所有的核心期刊和重要期刊，含有 270 万条来源期刊文献和 330 余万条中文期刊引文数据；累积期刊文献题录摘要信息 810 余万篇，并含有参考文献；整合了发表文献查询、引文查询、出具引证报告等多项功能。CMCI 提供单机版和网络版，以光盘形式发行，每月更新，快速及时地报道我国生物医学期刊文献引证情况。

十一、中文生物医学期刊文献数据库（CMCC）

中文生物医学期刊文献数据库（Chinese Medical Current Contents，CMCC）由解放军

医学图书馆开发研制，在中国内地和港澳地区拥有广泛的用户，是国家和军队卫生部门认可的重要检索工具之一，同时也是信息资源共享、检索查新的必备工具。CMCC 文献数据量大、信息报道快、收录范围广，基本上囊括了全国包括港澳台地区出版的生物医学期刊、论文汇编的全部文献题录和摘要，涉及基础医学、预防医学、临床医学、药学、医学生物学、中医学、医院管理、医学情报等各个领域。收录了 1994 年以来我国生物医学期刊 1 800 余种，累积期刊文献 810 万篇，年递增 50 万篇，每月更新，1 年出版 12 期光盘。

十二、外文生物医学期刊文献数据库（EMCC）

外文生物医学期刊文献数据库（English Medical Current Contents, EMCC）是以解放军医学图书馆馆藏外文生物医学期刊为基础并可获取全文的文献数据库查询系统，涵盖了 1995 年以来涉及医学、医学生物学、药学、药物化学、卫生保健及医学边缘学科等各领域的核心期刊和重要期刊 1 500 余种（含印刷版和电子版期刊），目前文献总量已达到200 多万篇。外文期刊内容新、更新快、信息量大、时效性和实用性强，是了解、跟踪国外科研成果、科技水平、研究方向及科技发展动态的重要窗口，颇受国内读者青睐。

十三、国际会议论文全文数据库 （IPCD）

国际会议论文全文数据库（International Proceedings of Conference Full-text Database, IPCD）汇集了国内外千余家重要会议主办单位产出的学术会议文献，多数为自然科学领域，是目前国内唯一实现国际会议文献整合出版的大型数据库，目标是全面出版国内外召开的国际会议的学术文献，打造国际会议文献出版平台。其收录了国内外会议主办单位或论文汇编单位书面授权，投稿到"中国知网"进行数字出版的国际会议论文，是《中国学术期刊（光盘版）》电子杂志社编辑出版的国家级连续电子出版物，重点出版 2010年以来电气与电子工程师协会（Institute of Electrical and Electronics Engineers, IEEE）、国际光学工程学会（Society of Photo-Optical Instrumentation Engineers，SPIE）和国际计算机科学与信息技术协会（International Association of Computer Science and Information Technology, IACSIT）等知名国际组织或国内学术机构主办或承办的国际会议上投稿的文献，其中连续性召开的系列会议文献最早回溯至 1981 年。其一方面能够为读者提供全面的、完整的、系列化的国际调研资料；另一方面也方便读者纵览某一学科领域内不同年份的热点和主题，了解该学科的发展脉络和方向。

十四、中国医学学术会议论文数据库（CMAC）

中国医学学术会议论文数据库（China Medical Academic Conference，CMAC）是解放军医学图书馆研制开发的中文医学会议论文文献书目数据库，和 CMCC 的形式相同，

CMAC 光盘数据库主要面向医院、医学院校、医学研究所、医药工业、医药信息机构、医学出版和编辑部等单位，收录了 1994 年以来中华医学会所属专业学会、各地区分会和全军等单位组织召开的全国性医学学术会议 700 余次，本会议论文集中的文献题录和文摘，是目前我国为数不多的中文医学会议文献数据库中收藏文献量较多的目录型数据库。

十五、国防科技会议文献库

国防科技会议文献库的文献主要来自我国国防科技工业系统、军队系统有关学会、协会、情报网、地方协作部门和科研部门召开的各种专业会议，包括军事技术、兵器、船舶、航空、导弹与航天、核、动力与推进、电工、电子、通信、雷达、导航、对抗、自动化技术、计算机技术、光学技术、力学和化学等 30 余个领域。

十六、空军研究报告库

空军研究报告库内容包括世界空军武器装备发展年度报告、美国空军年鉴、空军态势报告、军力报告等。

十七、全军装备联合书目库

全军装备联合书目库收录了总参、总后、总装、空军、海军、二炮等装备科技信息机构的馆藏科技文献信息，包括图书、期刊、科技报告、会议录书目信息等。

第二节　国外航空航天医学主要数据库

一、美国航空航天与高科技数据库（Aerospace & High Technology Database ）

网址：http://www.csa.com/factsheets/aerospace-set-c.php

美国航空航天与高科技数据库（Aerospace & High Technology Database ）是由美国航空航天学会（American Institute of Aeronautics and Astronautics , AIAA）技术情报服务部研制，主要收录与航空航天科学技术有关的技术报告、期刊、图书、专利及评论等 3 000 余种，其中收录期刊在 1 600 种以上，约占 42%；会议文献约占 30%；科技报告约占 23%；网站内容约占 2%；图书、专利及论文约占 3%。约 50% 的文献源来自美国，覆盖了美国国家航空航天局，美国和其他国际政府机构、专业协会、国际机构、大学和公司公开发表的文献以及来自欧洲、日本和中国等 120 多个国家 48 种语言的文献。该库所涉及的内容覆盖了航空学、太空航空学、材料科学、工程学、地球科学、生命科学和空间学等领域。文献覆盖时间从 1961 年至今，最早出版物可追溯至 1910 年，约 50% 的记录是 1982 年以后的资源，每 2 周更新 1 次，每年新增文献近 5 万篇。该数据库是航空医学最全面、最对口的文献库。

与该库相对应的检索刊物是《国际航空航天文摘》（International Aerospace Abstracts，IAA）和《科学技术航空航天报告》（Scientific and Technical Aerospace Reports, STAR）。IAA 占数据库记录总数 60%，文献来自国外 20 多个航空航天学 / 协会、科研机构的会议论文及 1 600 多种航空航天方面的科技期刊的论文，主要报道航空航天领域的期刊论文、会议文献及少量图书。STAR 占数据库记录总数的 40%，主要收录美国国家航空航天局（NASA）各科研机构以及美国联邦政府其他部门的科技报告、专利文献和学位论文等，是世界范围内有关航空航天及其领域最重要的信息资料库。

二、美国航空航天学会（AIAA 全文数据库）

网址：http://arc.aiaa.org/

美国航空航天学会（American Institute of Aeronautics and Astronautics，AIAA）于 1963 年由美国火箭学会和美国宇航科学学会合并而成，其前身可分别追溯到 1930 年和 1932 年，使命是推动航空学和航天学领域中科学、技术、工艺的进步。发展至今，AIAA 已经是全球最大的致力于航空、航天、国防领域的科技进步和发展的专业性的非政府、非营利的学会。

AIAA 还是世界上最大的航空航天出版机构之一，被公认为是早期航空航天文献的重要资源之一，拥有最早可回溯至 20 世纪初的文献。在 80 多年的发展历史中，AIAA 致力于航空、航天、国防科技领域的研究，出版了 1 000 多种出版物和 300 000 篇会议论文，包括期刊、杂志、系列图书、美国和国际标准。AIAA 出版的出版物在世界范围内赢得崇高声誉，成为了解航空航天历史变革、科研成果和未来发展的重要信息来源。

现在 AIAA 的重要出版物——会议论文和期刊可以在线获得。在线数据库汇集 40 多年的内容，通过灵活多变的检索要求组合可以精确、便捷地查找到所需的信息。AIAA 数据库内容包括以下两个方面。

AIAA 会议论文：每年 AIAA 出版来自 20 ~ 30 个会议的约 6 000 篇会议论文，共收录超过 150 000 多篇论文，涵盖了航天航空领域的各个方面，代表了最重要、最完整、最新的研究成果和创新思想，在线访问可以回溯到 1963 年的会议论文。

AIAA 期刊：航空航天领域的研究与技术正在以前所未有的速度发展，AIAA 的高品质期刊涵盖了所有研究范围，保持最新发展同步。7 种同行评审（peer-reviewed）期刊全部被 SCI 收录，另有两种已停刊（回溯数据仍可访问），全部回溯至 1963 年 , 共收录超过 175 000 篇文章。

AIAA 电子期刊及会议录全文数据库提供了航空航天科学领域独一无二的权威文献资源，AIAA 电子图书数据库是最大的航空航天领域专业电子书库，这些资源都通过 AIAA 数据库平台提供访问。

三、美国政府报告数据库（NTIS）

网址：http://www.ntis.gov/

美国政府报告数据库（简称 NTIS 数据库）由美国国家技术情报社（National Technical Information Service）创建，为题录文摘数据库，主要收录美国政府立项研究及开发的项目报告，少量收录西欧、日本及世界各国（包括中国）的科学、技术、工程和商业研究的科学研究报告，包括项目进展过程中所做的一些初期报告、中期报告、最终报告等，反映最新的政府项目进展。该库 75% 的文献是科技报告，其他文献有专利、会议论文、期刊论文、翻译文献；25% 的文献是美国以外的文献；90% 的文献是英文文献。涉及学科范围有，数学、物理、化学、生物、天文、地理、农业、医学、工程、航空航天、军工、能源、交通运输、环境保护及社会科学等许多领域，是一个重要的政府信息资源，提供对来自期刊文章、数据文件、计算机程序和音频视频等多种媒介的非保密公开信息的访问，还提供其他国家的政府部门和国际组织的信息。可免费浏览或检索 1990 年以来的文献文摘信息，部分报告提供原文。

美国政府报告主要有四大报告，分别为军事系统的 AD 报告、行政系统的 PB 报告、原子能和能源管理系统的 DOE 报告、航空与宇航系统的 NASA 报告。

（一）军事系统的 AD 报告（http://stinet.dtic.mil/）

其由美国国防技术情报中心（Defense Technical Information Center，DTIC）负责收集整理和出版。报告以国防部各个合同户的研究报告为主，内容涉及与国防科技有关的各个方面，其报告号前都冠以 AD；资料主要来源于美国国防部所属的陆海空三军的科研单位、公司、大专院校和外国研究机构及国际组织等；内容不仅包括军事方面，也广泛涉及许多技术领域，如生物医学、环境污染和控制、行为科学、社会科学、航空航天、地球、物理、材料工程技术等。目前，检索 AD 报告的专门数据库是 AD 报告全文检索系统。

（二）行政系统 PB 报告（http://www.osti.gov/bridge/）

其是美国政府四大报告中发行最早的一种，是由美国商务部出版局（Office of Publication Board，PB）出版的报告。资料主要来源于美国国内各研究机构的技术报告，内容逐步侧重于工农业生产和民用工程方面，可提供摘要，也可免费看到全文。

（三）原子能和能源管理系统的 DOE 报告（http://www.osti.gov/bridge/）

资料主要来源于能源部直属机构，内容主要为原子能及其应用方面，但也涉及其他各门学科。该库为题录和全文混合型技术报告数据库，内容涉及物理、化学、材料、生物、环境科学、能源技术、工程、计算机、信息科学、再生资源等其他相关学科，可以检索并获得美国能源部（Department of Energy）提供的研究与发展报告全文。

（四）航空与宇航系统的 NASA 报告（http://ntrs.nasa.gov/）

其是美国国家航空和宇航局（National Aeronautics & Space Administration，NASA）出版的报告，资料主要来源于美国国家宇航局所属的各研究中心、试验室、合同公司企业以及大学研究所，也包括一些国外研究机构。报告内容侧重于航空和空间技术领域，同时也广泛涉及许多基础学科和技术学科，如物理、化学、机械仪表、电子、材料等。NASA 技术报告服务中心的综合性网站（http://ntrs.nasa.gov/）分 20 多个子库提供航空航天方面的科技报告的摘要，系统报道了 NASA 报告及其他有关航天科技文献（不包括期刊）的文摘刊物、NASA 合同户提供的科技报告，美国其他政府机构、国内外学术机构、大学及私营公司发表的科技报告，NASA 所拥有的专利、学位论文和专著，外国公开发表的科技报告。报道的学科范围包括 10 大类 76 小类，10 大类分别为 Aeronautics（航空学）、Astronautics（宇航学）、Chemistry and Materials（化学和材料）、Engineering（工程学）、Geosciences（地球科学）、Life Sciences（生命科学）、Mathematical and Computer Science（数学和计算机科学）、Physics（物理）、Social and Information Sciences（社会科学）和 Space Sciences（空间科学）。其提供 NASA 报告的题录、文摘及 PDF 格式的报告全文。

四、美国国立医学图书馆生物医学数据库（Pubmed）

网址：http://www.ncbi.nlm.nih.gov/pubmed

美国国立医学图书馆生物医学数据库是由美国国家医学图书馆（National Library of Medicine, NLM）所属的国家生物技术信息中心（NCBI）开发的互联网生物医学信息检索系统，建立在美国国立卫生研究院（NIH）平台上，是一个重要的生命科学文献书目信息数据库。该系统通过网络途径免费提供包括 MEDLINE 在内的主要生物医学文献的书目索引和摘要，并提供部分全文链接服务。MEDLINE 共收录生物医学及相关期刊 5 600 余种，涉及 70 多个国家（包括我国几十种期刊）。此外，其还收录大量会议论文、专著和单行本。文献覆盖时间从 1949 年至今，文献量已达 700 万篇，每周更新 1 次，每年新增文献 40 万篇。其中英文文献约占数据库总数的 75%，其他文种约占 25%。收录学科不仅涵盖了基础医学、临床医学及护理学领域，还涉及生命科学、行为科学、生物工程、公共卫生、生物学、环境科学、海洋生物学等学科内容。该数据库以文献报道速度快、访问免费、使用方便、查全率较高、检索功能强大以及提供个性化服务等众多优点而备受用户青睐。MEDLINE 是生物医药领域重要的数据库，被美国、欧洲及中国等药监局列为必检数据库。

五、荷兰医学文摘数据库（Embase）

网址：http://www.Embase.com

荷兰医学文摘数据库是由荷兰爱思唯尔公司推出的针对生物医学与药理学领域信息所提供的基于网络的数据检索服务系统，是世界著名的生物医学与药理学文献数据库，也是全球生命科学领域最重要的文献检索工具之一。该数据库收录了自 1974 年以来 95 个国家或地区的 8 500 多种期刊，并包含 3 000 余项 Medline 未收录的杂志，覆盖各种疾病及药物信息，包含已发表的、同行审阅中的文献以及会议摘要，特别是涵盖大量欧洲和亚洲的医学刊物，是其他同类数据库无法匹敌的。数据库每 1 个月更新 1 次。内容涉及药物研究、药理学、制药学、药物不良反应、药物相互作用、毒性、临床及实验医学、基础生物医学、生物工程学、卫生政策和管理、职业、公共和环境卫生、污染、药物依赖和滥用、精神病学、传统医学、法医学和护理学等多学科领域。近年来，作为全球最大、最具权威性的生物医学与药理学文献数据库，其涵盖了荷兰医学文摘数据库自 1974 年以来，美国国立医学图书馆生物医学数据库 1950 年以来的全部内容。在提供丰富的生物医学文献的同时，其更突出的特点是广泛的药学文献的收录。利用荷兰医学文摘数据库能够有针对性地获取与航空医学相关的信息资源，特别是药学文献。

六、美国国家航空航天局数据库（NASA）

网址：http://www.nasa.gov

美国国家航空航天局（National Aeronautics and Space Administration, NASA）是美国负责太空计划的政府机构，总部位于华盛顿哥伦比亚特区，拥有最先进的航空航天技术，在载人空间飞行、航空学和空间科学等方面有很大的成就。其参与了包括美国阿波罗计划、航天飞机发射和太阳系探测等在内的航天工程，为人类探索太空做出了巨大的贡献。NASA 从事的研究领域主要为航空学研究及探索，包括空间科学（太阳系探索、火星探索、月球探索、宇宙结构和环境）、地球学研究（地球系统学、地球学的应用）、生物物理研究和航空学（航空技术）。其出版物主要有《技术报告》（TR）、《技术札记》（TN）、《合同户报告》（CR）、《技术备忘录》（TM）、《技术译文》（TT-F）和《特殊出版物》（SR）等。

七、NASA 技术报告数据库（NASA Technical Reports Server, NTRS）

网址：http://techreports.larc.nasa.gov /cgi–bin/ntrs

NASA 技术报告数据库包含了由 NASA 中心和 NASA 信息规划部门提供的各类技术报告及文摘，包含艾姆斯研究中心（ARC）、格林研究中心（GRC）、兰利研究中心（LARC）、喷气推进实验室（JPL）和马歇尔航空航天飞行中心等 19 个数据库，为 Internet 用户免费开放，以下是几个主要的数据库。

（一）美国国家宇航局兰利研究中心技术报告数据库（Langley Technology Reports Server, LTRS）

网址：http://techreports.larc.nasa.gov /ltrs

通过 LTRS，用户可以查阅 NASA 出版的在线文献，包括会议信息、期刊文献、会议文献和技术报告的全文等；在 Web 上可以通过标题、作者、文摘和报告号检索 NASA 技术报告，还可以通过会议名称、会议地点、出版日期和创建日期检索会议文献。以上文献都可以免费获取全文。

（二）美国国家航空咨询委员会数据库（National Advisory Committee for Aeronautics, NACA）

网址：http://naca.larc.nasa.gov

NACA 成立于 1915 年，是 NASA 的前身，1958 年后被 NASA 取代。由于其收藏的科技文献都以 NACA 字头，故称其为 NACA 报告。NACA 报告主要分以下三类，分别为 NACA 报告、NACA 技术札记、NACA 技术备忘录。NACA 报告是一项重要研究项目的最终报告；NACA 技术札记是项目研究工作过程中的中期报告，或者为 NACA 最终报告的前期报告；NACA 技术备忘录多为国外研究动态的翻译件。通过 NACA 主页可以检索自 1917 年～ 1958 年以来所有在线文献的全文。

（三）航天信息中心技术报告数据库（Center for Aerospace Information Technology Report Server, CASITRS）

网址：http://www.sti.nasa.gov/RECONselect.html

航天信息中心技术报告数据库即 RECON select 数据库，收录了 1962 年以来的宇航科技报告（STAR）、期刊文献和公开发表的会议文献，同时收录了自 1915 ～ 1958 年以来的 NACA 文献。可检索项包括文献标题、期刊会议标题、作者、出版日期、文摘、报告号、主题词、机构、分类号和合同号等，部分文献有全文。

（四）NASA 天体物理数据系统（The NASA Astrophysics Data System, ADS）

网址：http://www.ads.harvard.edu

该系统由 NASA 组建，包含天文学、天体物理学、地球物理学和相关仪器等文献 290 多万篇。可免费检索，获取文摘、标题、作者、来源和出版日期等文献信息，部分文献可以免费下载全文。

（五）近期航空航天信息选录（Selected Current Aerospace Notices, SCAN）

网址：http://www.sti.nasa.gov /scan/scan.html

SCAN 主要收录了近期航空航天方面最新的科技报告、研究论文、图书和科技期刊的文献信息，内容包括航空航天、化学与材料、工程技术、地球科学、生命科学、数学与计算机、物理学、社会科学和空间科学等类。检索结果可以查看标题、作者和文摘等。

（六）艾姆斯研究中心数据库（Ames Research Center, ARC）

网址：http://atrs.arc.nasa.gov

该库收录了 NASA 出版的 TM 类和 TP 类的大部分报告，其中有近 2 000 篇文献是 PDF 格式和 HTML 格式，可以在 Web 页上直接看到全文，另外有近 2 000 篇文献可以通过 Web 浏览器下载，而且大部分文献有全文。TM 类报告属技术备忘录，记录了科研任务初期的研究、实验报告或由于保密及其他条件限制而未广泛发行的科研总结报告；TP 类报告记录了 NASA 科技人员从事重要科研任务的研究成果，可以是完成全部科研工作的报告，也可以是某一主要阶段的报告，内容包括研究结果及数据、理论的分析等。

（七）格林飞行中心的 GLTRS 数据库

网址：http://gltrs.grc.nasa.gov

该数据库收录了 NASA 出版的 TM、TP、CR、CP、SP 类报告等文献 3 400 篇，并含有 1 500 篇全文文献。

（八）戈达德在线出版物数据库（GISS Publications On-Line, GPOL）

网址：http://www.giss.nasa.gov/gpol

该数据库由戈达德空间研究学会（Goddard Institute for Space Studies，GISS）组建，主要收录了科技期刊文献、NASA 科技报告、会议文献等，可以查询到 1 153 篇文献索引和摘要，同时还可以查询近 30 年来许多科学家的个人信息，包括 1990 年以来这些科学家发表的科技论文。网站中有大约 150 篇全文文献，可以免费下载，部分文献需付费。

八、戈达德技术报告数据库（Goddard Technical Reports Server, GTRS）

网址：http://library.gsfc.nasa.gov/Databases/Gtrs/Gtrs.Html

该数据库收录了 NASA 中心和 NASA 计划的部分技术报告。

九、NASA 科技信息规划书目通告（Scientific and Technical Information Program of NASA）

网址：http://www.sti.nasa.gov/sti-pubs.html

该数据库收录了宇航科技报告 STAR（Scientific and Technical Aerospace Reports）、航空航天生物医学（Aerospace Medicine and Biology）、航空工程（Aeronautical Engineering）和专利文摘（Patent Abstract）等书目信息，其中 Aerospace Medicine and Biology 数据库和 Aeronautical Engineering 数据库需订购才能检索。STAR 数据库收录了航空航天方面的科技报告、会议文献、专利、标准等，以航天文献信息为主，可以免费下载全文。进入专利文摘数据库可以查阅航天专利文献。

十、欧洲航天局数据库（European Space Agency, ESA）

网址：http://www.esrin.esa.it/export/esaCP/index.html

ESA 是一个欧洲数国政府间的空间探测和开发组织，总部设在法国首都巴黎。ESA 的前身是欧洲航天研究组织，目标是专门为和平目的提供和促进欧洲各国在空间研究、空间技术和应用方面的合作。其开发的欧洲航天信息系统（European Space Information System，ESIS）收录了航天科学研究信息、地球观测信息、空间站技术信息、地面基础设施和空间运载系统以及微重力研究等信息。

十一、国际光学工程学会数据库（International Society for Optical Engineering, SPIE）

网址：http://www.spie.org

SPIE 成立于 1955 年，目前已拥有近 26 万成员，是致力于光学、光子学和电子学领域理论、工程和应用的著名专业学会。SPIE 数据库是全球最大的光学和光子学应用领域资源的合集之一，综合了 SPIE 的会议录、期刊和电子图书。SPIE 数据库收录了约 55 万篇期刊和会议录文章以及 460 多本电子图书，并以每年 2 万篇的频率更新；SPIE 每年召开约 300 个学术会议，所形成的会议录文献反映了光学工程各相关领域的最新进展，具有信息量大、报道速度快、涉及交叉领域广泛的特点，极具学术价值。通过 SPIE 的 Web 站点可以检索到世界上大量光学研究文献，通过 SPIE 主页上的 SPIE incite 数据库可以查询航空航天、天文学、自动化、检测、生物医学、通讯、纤维光学、微电子学、光电子学、纤维加工、激光与应用、光学物理、光学化学、光学生物、光学工程、光学图像处理等信息 4 000 多卷、15 万篇期刊和会议文摘，通过该网站还可以查询 SPIE 的新书信息，链接到 SPIE 的期刊。

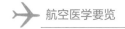

十二、美国工程索引文摘库（Engineering Index, EI）

网址：http://www.ei.org/

美国《工程索引》（The Engineering Index，EI）创刊于 1884 年 10 月，由美国工程信息公司编辑出版，是世界上著名的工程技术类综合性大型文摘型检索刊物。本数据库主要报道有关应用科学和工程技术领域的文献资料，专业覆盖核技术、生物工程、交通运输、化学和工艺工程、照明和光学技术、航空航天、农业工程和食品技术、计算机和数据处理、应用物理、电子和通信、控制工程、土木工程、机械工程、材料工程、石油、宇航、汽车工程以及这些领域的子学科。其数据来源于 5 100 种工程类期刊、会议论文集和技术报告，含 700 多万条记录，每年新增约 50 万条记录。可在网上检索 1970 年至今的文献，其中大约 22% 为会议文献，90% 的文献语种是英文，是世界著名的三大检索工具之一。数据库提供 6 种检索方式分别为快速检索、专业检索、叙词检索、作者检索、机构检索和工程研究概况。

十三、INSPEC 数据库

网址：http://isiknowledge.com/inspec

INSPEC 是由英国工程技术学会（the Institution of Engineering and Technology ,IET）出版的二次文献数据库，其前身是著名的全球学术机构英国电机工程师学会（IEE），目前在全球 148 个国家拥有 15.5 万会员。

INSPEC（International Information Services for Physics and Electrical Engineering Communities）数据库是理工学科最重要、使用率最高的文摘型数据库之一，著名的"科技文摘"（Science Abstract , SA），始于 1898 年，专业面覆盖物理、电子与电机工程、计算机与控制工程、信息技术及生产和制造工程等领域，同时也涉及跨学科领域，包括材料科学、海洋工程、核工程、天体物理学、生物医学工程、交通运输工程学等。收录了自 1969 年以来将近 4 500 多种相关领域的学术期刊，3 000 多条会议录以及许多学术书籍、技术报告和博硕士论文等学术文献，其中期刊论文占整个数据库的 66%，一般会议论文占 21%，定期出版的会议论文占 11%，其余的报告、图书、技术报告、著作章节、学位论文等占 2%。在 1976 年之前还包含相应学科的专利。文献来源于 100 多个国家和地区，涉及 40 多种语言，其中英语占 94%，中国出版的期刊有 120 多种收录在其中。数据库每周更新。INSPEC 数据库目前有超过 2 100 万条文献（自 1969 年至 2021 年 12 月），并以每周近 2 万条文献的速度增加。

十四、DII 德温特专利数据库

网址：http://www.derwentinnovation.com/

德温特专利数据库（Derwent Innovations Index, DII）是以德温特世界专利索引（Derwent World Patent Index）和德温特世界专利引文索引（Patents Citation Index）为基础形成的专利信息和专利引文信息数据库，是世界上最大的专利文献数据库，可以检索到全球40多个专利机构（涵盖100多个国家）授权的发明及其引用信息，数据可回溯到1963年，每周更新，内容涵盖医学、化学、电气、电子和机械工程等领域。该库提供多种检索方式，包括智能检索、表单检索、专家检索和公开号检索。在检索结果全记录中，点击"ORIGINAL DOCUMENT"按钮，可浏览专利说明书全文，包括美国专利（US）、世界专利（WO）、欧洲专利（EP）和德国专利（DE）等。

十五、施普林格（Springer）期刊全文数据库

网址：https://link.springer.com/

施普林格期刊全文数据库（Springerlink）是由世界著名的德国施普林格科技图书出版集团（German Springer Technology Book Publishing Group）于1996年正式推出的全球第一个电子期刊全文数据库，Springer电子期刊每年出版2 000余种，涵盖行为科学、生物医学和生命科学、商学和经济学、化学和材料科学、计算机科学、地球和环境科学、工程学、人文社科和法律、数学和统计学、医学、物理学和天文学等11个学科领域。Springer出版的期刊60%以上被SCI和SSCI收录，部分期刊在相关学科拥有较高的排名，是全球科技出版市场最受欢迎的电子出版物平台之一。

十六、爱思唯尔（Elsevier）期刊库

网址 https://www.sciencedirect.com/

荷兰Elsevier Science出版集团出版的期刊是世界上公认的高质量学术期刊，该全文库包括1995年以来Elsevier Science出版集团所属的各出版社（包括Academic Press）出版的期刊1 500余种，学科涵盖数学、物理、天文、地球科学、化学、化工、材料科学、生物、农业、医学、计算机、能源、环境科学、经济以及社会科学各学科。数据库收录全文文章总数已超过856万篇。SDOS（ScienceDirect OnSite）是Elsevier为1 500多种电子期刊提供的网上检索服务，用户可通过互联网在线上搜索、浏览、打印以及下载所需的期刊论文。

十七、斯高帕斯（Scopus）数据库

网址：http://www.scopus.com

Scopus是全球规模最大的摘要和引文数据库，收录全球105个国家、7 000多家出版商的近40 000多种期刊文摘和引文数据，其中持续不断更新有27 000多种，收录了26万种图书、1 100万篇会议论文、4 700万条国际专利。Scopus的学科分类体系涵盖了27

个学科领域，这 27 个学科领域被归于四大门类，分别为生命科学（4 300 余种）、社会科学与人文艺术（5 300 余种）、自然科学（7 200 余种）和医学（6 800 余种，全面覆盖 Medline），为科研人员提供了一站式获取科技文献的平台。Scopus 数据库包括 7 000 多个机构和 1 700 多万名学者的信息，为每名收录学者提供独立的 Author ID；支持一键生成作者的文献产出分析和引文报告，并可以灵活选取去除自引及去除图书引用等。研究人员可快速获取个人、同行和机构科研产出，发掘潜在合作对象。

通过 Scopus 可以检索到最早 1823 年以来的近 5 000 万条文献信息，数据每日更新约 5 500 条。也正因为 Scopus 60% 的内容来自美国以外的国家，用户便能获得世界范围内最全面的前瞻性科学技术文献。

十八、威利在线图书馆（Wiley Online Library）

网址 http://onlinelibrary.wiley.com/

威利在线图书馆（Wiley Online Library）是全球最大、最全面的经同行评审的科学、技术、医学和学术研究的在线多学科资源平台之一，覆盖了生命科学、健康科学、自然科学、社会与人文科学、工程学、化学、材料学、数学与统计学、环境工程、天文、物理学、医学和护理学等多个学科领域。目前，Wiley Online Library 平台上有 1 600 多种经同行评审的学术期刊，超过 21 000 本电子图书以及数百种多卷册的参考工具书、丛书系列、手册和辞典、实验室指南和数据库的 400 多万篇文章，并提供在线阅读。

（贺　青　冯立爽　李　忠　编写）

第七章

航空航天医学代表人物简介

航空航天医学作为集医学、工程学、物理学、化学生物学及社会科学于一体的综合性学科，涌现出一批航空航天各学科专业的开拓者、创始人和奠基人，他们艰苦攻关、孜孜以求、不懈探索，将毕生的精力献给了航空航天医学事业，为推动世界航空航天医学的创新发展做出了突出的贡献，建立了不朽的功勋。本章遴选了近 20 名国内外航空航天医学领域久负盛名、最具影响力的代表人物，简要阐述了他们在本学科专业取得的开创性研究成果和卓越的科研成就，旨在为广大航空航天医学科研人员提供较高的学术参照和示范启迪。

第一节　国内航空航天医学代表人物

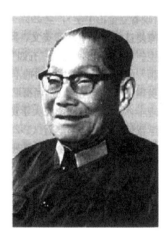

蔡翘（1897.10—1990.07）：广东揭阳人，我国航空航天和航海医学创始人，航空生理学奠基人和开拓者，著名的医学教育家，中国中央研究院首批院士之一，中国科学院第一批学部委员（即中国科学院院士）之一，军事医学科学院的创建人之一，为我国国防现代化建设作出了突出贡献。

1918 年 9 月就读于北京大学中文系；1919 年秋赴美国留学，先后在加利福尼亚大学、印第安纳大学和哥伦比亚大学学习心理学；1922 年进入芝加哥大学研究生院学习，1925 年获博士学位；同年秋回国，受聘于复旦大学任生物学教授；1927 ~ 1930 年在上海第四中山大学（后为中央大学）医学院创建生理学科，并任副教授；1930 年秋先后在英国伦敦大学、剑桥大学和德国法兰克福大学的生理研究所从事研究工作；1932 年春回国后应聘于上海雷士德医学研究所，任副研究员；1936 年 8 月任中央大学医学院教授；抗战时期创立生理学研究所；1948 年代理中央大学医学院院长；1949 年后任南京大学医学院院长；1951 年南京大学医学院独立建校（后为第五军医大学）后，任该校校长；1954 年任军事医学科学院副院长；1955 年 6 月被聘为中国科学院生物学地学部（后为生物学部）学部委员；1957 年军事医学科学院正式成立军事劳动生理研究所，兼任所长；1987年被中华医学会航空医学学会推选为名誉主任委员。

蔡翘院士在我国多所著名医学院校担任学术领导及教学、科研工作，在人体视觉、神经生物学、糖代谢和血液生理等研究领域均有多项重大发现及原创性贡献。二十世纪二十年代初，蔡翘首次发现揭示人类视觉与眼球运动功能的中枢部位——顶盖前核，国际学术界将此块大脑"版图"命名为"蔡氏区"。1929年，其编著了我国第一部大学生理学教科书——《生理学》。二十世纪五六十年代，蔡翘在任第五军医大学校长期间，根据国家建设强大空军和海军的需求，创建了军事劳动生理学、航空航天医学和航海医学，成为我国综合性大学开设生理学课程的第一人，开创性地解决了一系列重大医学难题，发挥了重要的学科带头和学术引领作用。1953年，其主持建造了我国第一座自主研制的混凝土人用低压舱，并在此后相继建成了高空减压舱、爆炸减压舱、动物及人体加速度离心机、地面弹射救生装置、模拟失重装置、潜水加压舱以及高、低温舱等大型航空生理实验设备，系统研究了低压、高压、缺氧、超重、失重、飞行错觉、弹射、震动、高温、低温、深潜等航空和航海特殊条件下人的生理反应、耐受限度、训练方法及防护措施。在掌握大量重要的生理数据基础上，其创新地提出了一系列适合我军飞行员实际特点的鉴定方法、防护制度和装备要求。蔡翘院士先后任中国生理科学会理事长、中国生理科学会名誉理事长、中国科学院生物学部委员、中国生理学会名誉理事长、中国航空医学学会名誉主任委员、全军医学科学技术委员会名誉主任委员、军事医学科学院原副院长、一级教授、一级研究员、第一至第五届全国人大代表。作为我国航空航天和航海医学的创始人，其长期致力于航空航海医学研究，编著有《生理学》《人类生理学》《生理学实验》《航空与空间医学基础》等多部专著。

蔡翘院士不仅是著名的科学家，还是一代师表的教育家。他十分注重教学相长，早年间培养了冯德培、童第周、张香桐院士等多位生理学家。在担任军事医学科学院领导期间，不仅为我国航空与航海医学建立了研究基地，大大缩短了与国际先进水平的差距，而且还培养了一大批学有专长的生理学研究人才，为中国的航空航天及航海医学研究发展奠定了坚实的基础。

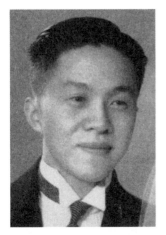

吴之理（1915.08—2008.08）：安徽泾县茂林镇人，著名军事医学专家、卫生勤务学专家，军事医学科学院原副院长、顾问、研究员，总后勤部科技部原副部长，第二军医大学原校长、教授，空军后勤部卫生部原部长，中华医学会原副会长。

1937年毕业于国立上海医学院，同年12月在汉口参加新四军；1938年1月任新四军军医处外科主治医生，7月任新四军第3支队军医处处长；1942年初返回苏北军部，任新四军第三师兼苏北军区卫生部部长，华中医学院教育长；解放战争时期，任西满军区卫生部部长、东北军区卫生部副部长兼沈阳中心医院（第一陆军医院）院长。在抗日战争和解放战争期间，吴之理教授亲自治愈数以千计的伤病员，获得了丰富的战伤外科经验；开办了6期卫生学校和多期训练班，为我军培养了一大批医务干部；1950年10月，率领医疗手术组赴朝参加抗美援朝战争；1951年6月，任中国人民志愿军后勤部卫生部部长、志愿军总防疫委员会副主任委员。在朝期间，建立了比较完整的伤病员医疗后送体系和卫生防疫系统，组织了近百万志愿军伤病员的抢救、治疗和后送，大大降低了伤死率，达到了同期世界先进国家的水平；领导卫生防疫和反细菌工作，成功控制了虫媒传染病和夜盲症的流行，取得了丰富的反细菌战经验。为表彰其卓越功勋，朝鲜政府先后五次向他颁发二级解放勋章，其中第四枚勋章由金日成主席亲自授予。1952年任中华医学会副会长，1955年兼任上海分会会长。1954年初回国后，任第二军医大学校长，首创国内创伤外科医院和原子医学研究室；1961年任总后勤部科技部副部长。1962～1965年任空军后勤部卫生部部长，组织接收了400余名三年级医学生并进行后期教育，填补了空军军医的缺额；从理论上和实践中加强了机场卫生建设，提高了飞行卫生保障工作，降低了停飞率；首次举办了机场战救演习，并提出完整的机场战时救护方案；加强航空医学研究所的建设，促进了空军卫生工作和航空医学的全面发展。1978～1984年任军事医学科学院副院长、顾问，为部队卫生勤务工作和军事医学教育科研事业发展作出了贡献。吴之理教授在卫生勤务学方面造诣深厚，首次在国内系统地阐述了"伤员流"的概念；首次将我军医学发展史和卫生成就介绍到国外，丰富了世界军事医学理论宝库。1990年被聘为第二军医大学顾问教授和军事医学科学院荣誉研究员，中华航空医学会顾问和中华航空医学杂志顾问。

吴之理教授勤于著述，主编了我军第一部最完整的卫勤史——《抗美援朝战争卫生工作经验》，共四卷，为我军卫勤教学和研究工作提供了宝贵的经验。曾创办《先锋医务》并出版专著，组织百名专家编写了《医学提要》，主编《中国医学百科全书——军事医学卷》《创伤外科学》《各部骨折固定姿势和石膏绷带范围图谱》。1988年7月被中央军委授予中国人民解放军独立功勋荣誉章，被收入《中国名人大辞典》、英国《剑桥医届名人录（第2版）》和美国《国际5000名人录（第5版）》。

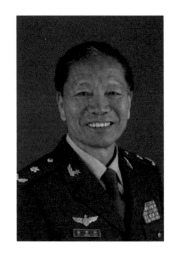

俞梦孙（1936.03.09—）：浙江余姚人，我国航空生物医学工程的创始人和奠基人，著名航空医学与生物医学工程专家，中国工程院医药卫生学部院士，原空军航空医学研究所航空医学工程研究中心主任，兼任原第四军医大学、北京航空航天大学、山东大学教授、博士生导师，北京大学双聘院士，中国生物医学工程学会名誉理事长。2001年被聘为空

军首席专家,2010年被空军评为院士顾问、全军医学科委会科研诚信建设委员会主任委员。先后受到毛泽东、邓小平、江泽民和胡锦涛等党和国家领导人的亲切接见。

1953年毕业于空军军医学校;1958年成功研制我国第一台航空医学遥测装置,首次对飞行于3500 m高空的飞行员进行遥测,开创了我国航空生物医学工程研究事业。20世纪60年代,其研制的"航空生物遥测装置"和"生理示波记录装置"在12 000 m高空和300 km的飞行半径内成功对飞行员进行了空中加速度、心、脑电图等12种生理、物理信息的遥测,使我国一跃成为继美国、前苏联之后世界上第三个掌握航空医学遥测技术的国家;70年代,在国际上首创冲击载荷下人体脊柱动态响应模型,解决了零高度弹射救生医学难题;80年代,在国际上率先提出群浮地生物电测量技术概念,研发多种高抗干扰电生理仪器;90年代,创新提出"低负荷测量"理念,倡导准自然状态下的生理测量技术,成功研制了国际领先的自然睡眠检测技术。21世纪初发现"柯氏音延迟现象",在世界上首创符合柯氏音原理的全信息血压测量技术。2011年起,率领科研团队八上高原,首次构建入高原初期人体适应低氧环境动力学模型,并首次提出"人体自组织系统环境适应理论",有效破解了多项高原航卫保障世界性难题。

俞梦孙院士致力于航空生物医学工程研究60余年,先后荣获国家科技进步一、二等奖各1项,全国科学大会重大贡献奖3项,军队科技进步一等奖2项、二等奖2项,军队科技成果一等奖2项、二等奖4项,国家发明三、四等奖各1项,获30多项发明专利,开发了3项国家重点新产品。1991年享受首批政府特殊津贴;1996年获首届军队专业技术重大贡献奖;2002年获香港"何梁何利基金会科学与技术进步奖";2003年被中国科协授予"全国防治非典型肺炎优秀科技工作者";2004年获香港理工大学杰出学人成就奖;2012年被中宣部授予"时代先锋"称号,同年获解放军四总部"践行当代革命军人核心价值观新闻人物"奖。先后荣立二等功2次、三等功5次,为我国航空生物医学工程事业的开拓、创新和发展做出了突出贡献。

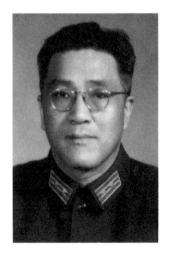

陈祖荣(1913.09—1988.04):浙江临海人,我国航空医学研究的主要奠基人,著名航空心理学家、医学教育家,原空军第四研究所研究员。

1935年毕业于北平陆军军医学校大学部;1943年赴美国得克萨斯州兰道夫航空学院进修,次年回国后担任成都航空医学训练班主任教官;1949年5月任浙江医学院副教授兼附属医院神经精神科主任。20世纪50年代初,作为国务院选调加强部队建设的专家,在我国航空医学教育刚刚起步时,独立编写了《飞行人员体检检查学》等教材,参加并指导青年教师开展了神经精神病学、航空眼科、耳鼻喉科、内科、外科体检检查等学科的教学工作，为培养航空医学工作专门人才，促进航空医学事业发展做出了重要贡献。1958 年调入空军工作，曾任空军后勤部卫生部航空医学训练班教授、研究系主任、教研室主任、原空军第四研究所研究员等职，受聘于中华医学会航空医学学会顾问。陈祖荣教授数十年如一日，孜孜不倦地从事航空心理学、飞行错觉等专业的研究工作，为我国航空医学研究事业的建设与发展奠定了基础。作为我国航空心理学开创人之一，其从 1958 年起领衔开展了飞行员心理学选拔的研究，负责研究出的心理学试卷式检查法和心理学仪器检查法在我国招收飞行学员医学选拔中被广泛使用；负责的"飞行学员心理品质仪器检查方法的研究"为检验飞行学员飞行能力，提高训练质量提供了科学的方法手段，填补了我国招飞心理选拔的空白，达到了国际先进水平。陈祖荣教授在我国率先开展了飞行错觉研究，科学地阐明了飞行错觉产生的生理和心理机制，并提出了一系列预防措施。他还撰写了飞行错觉的科普读物和电影文学剧本，并拍摄制作成影片。

陈祖荣教授先后教授过 20 多期学生，培养了 1 000 多名航空医生及其他航空医学工作者，参与编写了《中国医学百科全书——航空航天医学》《军事医学百科全书》《航空医学专集》《航空医学》等 9 部专著。1987 年 5 月，总后勤部为表彰他作出的重大贡献，特授予其荣誉证书和奖章。

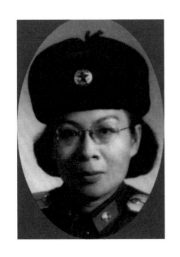

关桂梧（1920.10—2017.12）：广西苍梧人，我国航空营养专业的开拓者，航空医学研究的主要奠基人，著名营养学家，中国营养学会科普委员会委员，中国保健技术科学会肥胖症研究会理事。

1940 年毕业于燕京大学家政系营养专业，同年在北京协和医院进修临床营养并留院工作；1948 年赴美国哥伦比亚大学深造；1950 年学成回国，参与航空医生的培训和部队营养工作调研；1951 年被空军后勤部卫生部特聘为专家；1954 年调入空军第四研究所，任营养专业组组长；1958 年 10 月受到毛泽东主席等党和国家领导人的亲切接见。关桂梧教授率先在我国开创了航空营养研究的新领域，负责航空医学营养的筹划、建设、科研与教学。根据我军飞行员的身体素质、飞行环境、劳动负荷等特点，其组织开展了飞行员热量标准的调查研究、飞行口粮、海水脱盐剂的试制与应用和飞行人员营养标准的研究与修订，先后建立了飞行员的营养素供给量和食物定量标准，制订了不同机种、不同飞行条件下的营养卫生保障制度，研制了不同类型的飞行制式口粮，并促进了航空营养军医的培养和配备，使我国空军的营养卫生保障摆脱了前苏联的标准，形成了符合我军特色的系列法规和制度，对增强飞行员体质与飞行安全和推动我国航空营养学研究与发展做出了重要贡献。

关桂梧教授一生笔耕不辍，编写了国内首部《航空营养卫生学》讲义，全面系统地阐述营养学原理在航空飞行中的应用，20 世纪 50 年代作为航空医生和营养医生的教材被广泛推广应用；编写了《空勤灶高空飞行食谱》《空军营养工作常规》《营养手册》等著作，参编和翻译了《营养学基础与临床实践》《临床营养学》《营养概要与营养治疗》《全科医学通览》和《现代营养学知识》等 20 余部专著，对提高飞行员身体素质发挥了重要作用。荣立二等功 1 次，1983 年荣获中国营养学会最高奖"侯祥川奖"。

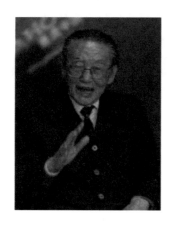

贾司光（1924.08—）：奉天盖平（今辽宁盖县）人，我国高空生理专业主要创始人之一，国际宇航科学院院士，军事医学科学院研究所研究室主任、副研究员，北京航天医学工程研究所科技委员会主任、研究员，总装备部航天医学工程研究所首任科学技术委员会主任、研究员。

1945 年毕业于哈尔滨医科大学医学部，曾任中国医科大学、第一军医大学讲师，1952 年赴前苏联留学，1957 年获基洛夫军事医学科学院医学副博士学位，同年回国，参与我国航空航天医学与环境医学工程国防高科技的创建工作。20 世纪 60 年代，负责研制"歼八"和"强五"战斗机型飞行员供氧装备的医学研究工作，主要成就已被应用于飞机装备研制。我国研制"曙光号"飞船期间，贾司光研究员在航天医学工程研究所任航天员生命保障医学研究室主任，负责航天员航天服、航天食品、乘员舱的医学工程研究与研制。航天服获 1978 年国家科技大会奖，整个航天生命保障医学工程的研究与应用成果获 1985 年国家科技进步一等奖。20 世纪 80 年代"曙光号"转为预研，贾司光完成了国防科工委"七五"计划的航空关键课题"飞行员供氧标准的研究"，在学术理论方面获得 7 项创新进展，在成果应用方面制定了两套国家军用标准，主要成就被广泛应用于航空航天有关院校和研究所及工厂。先后荣获国家科技进步三等奖和国防科工委科技进步一、二、三、四等奖多个奖项，曾获三级解放勋章，国家首批特别津贴享受者，被载入《中国名人大辞典——当代人物卷》，著有《高低压生理学》等专著。

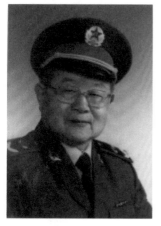

张立藩（1927—2021.01.22）：山东德州人，我国最早从事航空航天医学研究的专家之一，航空生理学专家，原第四军医大学航空航天医学系生理学教研室主任、教授，主要从事高空生理和呼吸生理的研究工作，首先将最小可觉差梯级等感觉概念及模糊集理论应用于呼吸感觉研究，在重力生理学研究领域取得了重要成就。

1948 年毕业于国立中央大学理学院生物学系，同年 9 月受聘于中央大学医学院（原第五军医大学的前身）生理科任助教，同时考取了蔡翘教授的研究生。1954 在第四军医大学生理学教研室任讲师。20 世纪 50 年代，张立藩教授在国内率先开展电离辐射对小肠糖吸收功能影响的研究；60 年代初，调至新成立的空军医学系工作，负责筹建航空生理学教研室及教材编写等开创性工作，为圆满完成我军首批六年制航空医学专业本科生的教学及外训任务做出了历史性贡献；70 年代，首次提出我国战斗机飞行员利用低压舱进行航空生理训练的改进方案，并开展了高空生理实验研究；80 年代，首次在国内开展呼吸阻力机械负荷对人体生理、心理影响的实验研究，制定了我国第一个有关航空供氧装备外加呼吸阻力容许界限的军用标准；他与中国科学院心理所马谋超合作，首次创立了基于模糊集理论的呼吸阻力感觉的多级估量法，又首次测出了复合呼吸阻力作用下人的"等呼吸阻力感曲线"，并修订了相应的标准；80 年代末，他指导开展了长期模拟微重力心血管影响及其机制的研究，建立了迄今模拟时间最长（>4 个月）、应激程度轻的大鼠模型，并用此进行深入的实验研究，其结果曾在第 14、15 届国际重力生理学术会议中交流，引起国际同行的广泛关注。张立藩教授曾任国务院学位委员会学科评议组成员，总后勤部卫生部医学科学技术委员会委员，中国生理学会应用生理学委员会副主任委员，《中国应用生理学杂志》《中华航空医学杂志》副总编、国际生理科学联合会与美国生理学会合办的学术刊物《News In Physiological Sciences》和《航天医学与医学工程》杂志的编委、国际重力生理学学会、美国航空航天医学协会会员。1986 年，其被批准成为我国航空航天医学专业的第一名博士生指导教师，曾指导博士研究生 9 名、硕士研究生 20 名；获军队科技进步二等奖 3 项、专利 1 项。在国内、国际刊物发表学术论文 120 余篇，主编或参编著作 7 部，是国务院政府特殊津贴享受者。

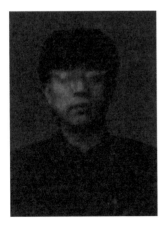

廖德三（1912.10—2003.03）：湖南岳阳人，我国航空生理专业的开创者之一，航空医学教育家、高空生理研究室首任负责人、教授。

1938 年毕业于国民党贵州安顺军医学校大学部，曾任助教、军医，并赴美国航空医学院航空生理系学习。解放后任湖南省衡阳粤汉铁路总医院内科主治医生、代理主任。1951 年12 月，廖德三教授作为国务院选调的加强部队教学研究工作的专家，被任命为空军后勤部卫生部航医训练班教授。在训练班艰苦创业的初建时期，他充分发挥专业理论优长，主编了我国第一部完整系统的航空生理学教材，为我军培养了大批航空军医；1956 年 10 月被空军评为优秀教员，并参加空军院校教学积极分子表彰大会，受到毛泽东主席等党和国家领导人的亲切接见。1956 年廖德三教授负责组建航空生理实验室，为航空生理专业的发展奠定了基础。在他的主持下，开展了动物航空供氧的加压供氧实验；1958 年开展对人体高空缺氧和加压供氧的医学研究，提出了加压呼吸体能评定指标，为部队加压供氧装备的卫生保障提供了理论依据和科学方法。他与郑兆家、叶华昆研究员密切协作，成功地利用前苏联的 KⅡ–28 加压供氧装备研究了人体上升到 15 000 ～ 25 000 m 高空的生理变化，并研究制定了相关高空卫生保障方案，荣获总后学术研究三等奖。

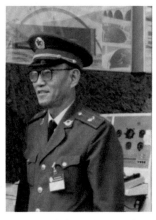

于立身（1931.03—2013.11）：山东龙霄市人，我国前庭生理学及飞行空间定向障碍（飞行错觉）专业的开拓者和创始人，航空医学研究的主要奠基人，原空军航空医学研究所研究员、教授。

1949 年毕业于哈尔滨医科高等专科学校，之后毕业于山东医科大学。20 世纪 60 年代初，积极投身我国航空心理学创建工作，长期从事飞行空间定向障碍和前庭生理学研究。1961 年首次系统提出了飞行错觉发生机制图，丰富了飞行错觉理论；他提出的严重飞行错觉鉴定 10 项原则、地面和空中预防飞行错觉训练方法在空军部队得到广泛应用，使因飞行错觉引发的严重飞行事故从每年平均 1.6 起降低到 0.4 起，对降低飞行事故的发生率起到了重要的指导作用。20 世纪 80 年代后期，于立身教授潜心致力于前庭生理学研究，创新性提出了飞行人员前庭功能检查鉴定方法和标准。他首次研制的系列化前庭功能检查及计算机评定系统填补了国内研究空白，达到了国际先进水平；为首批航天员和高性能战斗机飞行员研制的 17 套前庭功能训练设备，在提高我国航天事业和空军部队战斗力中发挥了重要作用。他创建了前庭功能全军重点实验室，训练了上万人次飞行员，使飞行错觉发生率降低了 61.9%，有效保证了部队的飞行训练安全。

于立身教授从事航空医学研究 30 多年来，在航空生理学及心理学研究中相继取得 15 项高等级成果。由他负责的研究项目相继荣获军队科技进步一等奖、二等奖各 1 项，全国科学大会协作奖 1 项，军队科技（含科技成果）一等奖 1 项、二等奖 2 项、三等奖 3 项、四等奖 1 项，空军科学技术革新奖 1 项，国家、河北省经委优秀新产品奖各 1 项，国家体委体育科技进步四等奖 1 项；先后 3 次荣立三等功；1991 年被国家人事部和总政治部评为有突出贡献专家和在发展我国医疗卫生事业中做出突出贡献专家，是研究所首批国务院政府特殊津贴享受者。于立身教授共计发表论文 100 余篇，主编专著 1 部、参编专著 6 部、编译专著 4 部。曾任空军后勤部医学科学技术委员会委员，总后勤部第四、五届科学技术委员会委员，国家发明奖和科学技术进步奖评委，空军飞行人员健康鉴定专业组副组长，《解放军医学》《中华航空航天医学杂志》《航空军医》等杂志编委，第四军医大学航空航天医学系兼职教授、博士生导师及北京大学医学部兼职博士生导师等学术职务。他为我军培养前庭功能及飞行错觉专业人才 500 多名，硕士研究生 8 名，为推动我国航空生理学、心理学研究和人才培养工作做出了突出贡献。

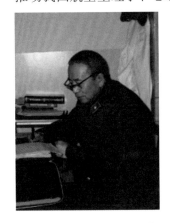

于平（1926.10—2013.07）：空军第四研究所研究员，我国著名加速度生理学家，加速度生理专业的开创者，航空医学研究的主要奠基人。1955 年选派到前苏联基洛夫军事医学院及航空医学研究所深造，1958 年回国后率先提出了利用离心机检查飞行员加速度耐力方法和标准，首次将生物反馈技术应用到飞行员加速度耐力训练，训练效果达到国际先进水平。在加速度耐力检查方法和鉴定标准研究中，首次在离心机上研究了飞行员耐力终点的主客观指标的定量对应关系，为确保飞行训练工作安全发挥了关键作用。

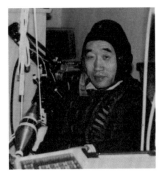

国洪章（1931.01—）：我军飞行卫生保障专业的主要奠基人，我军培养的第一代航空军医。曾参加抗美援朝战争，获朝鲜民主主义人民共和国军功章；创新开展夜间飞行卫生保障措施的系列研究，为我军飞行卫生保障研究奠定了基础；首次提出中国飞行人员肥胖的医学评定方案和中国飞行人（学）员标准体重表，并沿用至今；提出的我军飞行人员最大飞行年龄，被空军作为"精干飞行人员队伍"的科学依据；研究飞行员不宜进藏的身体条件和飞行卫生保障措施，为修订航空卫生工作条例提供了科学指导；设计的具有中国特色的抗荷动作——紧张调息增压动作达到或超过国内外同类实验的最高水平，获得美国航空航天医学会阿诺德·塔特尔奖。国务院政府特殊津贴享受者。

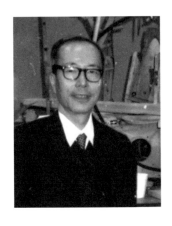

饶毓菩（1923.07—1996.10）：我国航空医学研究的主要奠基人，航空医学情报资料研究的学术带头人，首次将认知心理学引入并应用于航空医学及工效学研究，率先阐述了数学、电子学在工效学中的应用，使我国航空医学教材达到了国际先进水平。饶毓菩教授精通英、俄、日、德、法五国语言，紧跟世界前沿，研究提出"航空航天医学资料分类法"，被《中国图书馆分类法》采用，奠定了我国航空医学图书情报专业发展基础，被空军授予"空军优秀知识分子"称号。

第二节　国外航空航天医学代表人物

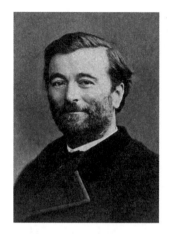

保罗·伯特（Paul Bert，1833.10—1886.11）：19世纪法国生理学家、动物学家和政治家。1864年获医学博士学位，1866年获自然科学博士学位，受聘于著名的波尔多大学动物学教授。作为高空生理研究的先驱，其首次研究揭示了大气压对人体生理的影响，阐明了高空病、氧中毒和屈肢痛的病因，开创了航空医学研究的新天地，被航空医学界称为"航空医学之父"。1878年出版了经典著作《大气压——实验生理学研究》。

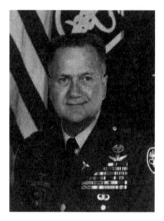

斯普金·尼尔（Spurgeon Neel，1919.09—2003.06）：其为美国军医，曾参加第二次世界大战和朝鲜战争，被誉为航空医学后送和战场救治的先驱。朝鲜战争初期，空中后送主要使用固定翼飞机。他敏锐地发现航空救护对于高度机动性的巨大需求，率先推动了美国首次大规模使用直升飞机作为航空医疗后送的主要装备，使伤员被运抵救护医院时的死亡率从一战时的8.1%降到二战时的4.5%，随后又下降到朝鲜战争时的2.5%。20世纪50年代，尼尔任职于美国陆军部和陆军军医局航空处，对UH-1陆军多用途直升机医疗救护单元的设计贡献极大，使从前线撤运的伤员能够在途中得到先进的医疗设备保障。

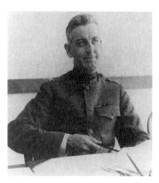

西奥多·莱斯特（Theodore C.Lyster，1875.07—1933.08）：其首次将航空医学引入美国，并坚持将军事航空医学人员纳入飞行部队，履行"航医"职责，美军因此在1917年设立航医总监的职位。1918年在美国纽约的黑泽尔赫斯特机场建立了陆军医学研究实验室。他为推动美军航空医学勤务保障的发展发挥了重大作用，被誉为美国"航空医学之父"或"军事航空医学之父"。

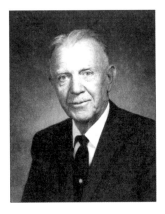

休伯图斯·斯特鲁格尔德（Hubertus Strughold，1898.05—1986.09）：德国生理学家。1935 年至第二次世界大战期间，是德国航空医学研究的主要领导人；战后被带往美国，在美国空军和国家航天局曾担任医学要职。1949 年 2 月，在斯特拉格霍尔德的提议和阿姆斯特朗博士的支持下，美国航空医学院成立了航天医学系，由斯特拉格霍尔德担任首任系主任，美国的航天医学研究就此正式拉开序幕。他一生致力于载人航天飞行中生理及心理方面的研究，被誉为"航天医学之父"。

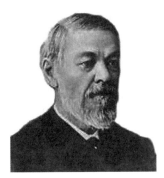

伊凡·米哈伊洛维奇·谢切诺夫（1829—1905）：俄罗斯科学家，唯物主义思想家，生理学学派的创始人，彼得堡科学院通信院士（1869）、荣誉院士（1904）。其创立了全俄首个生理学学校，著有《神经系统生理学》等书。1879 年 12 月 21 日，谢切诺夫在第六届自然科学家与医师大会上提出了著名的报告"在正常呼吸与气压波动性降低状态下血液 CO_2 与 O_2 摄取数据分析"，该报告经修改后发表在《外科医师》杂志，题目改为《呼吸稀薄空气》。通过对两名法国气球操作员死亡原因进行科学分析，首次开创性地指出肺泡气氧分压降低可能是致命的原因，谢切诺夫因而被誉为俄罗斯航空生理学研究的开创者与先驱。

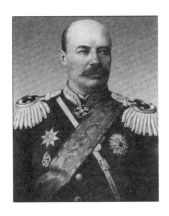

帕舒京（1845—）：俄罗斯病理学家。1881 年帕舒京出版了《一般病理学讲座》，详细介绍了稀薄气体的各种物理与化学效应，首次提出了"缺氧"的术语，客观描述了人在高空中生理反应的特性。他的另一大贡献是对缺氧状态依据发病机制不同进行了分类，该分类非常接近目前普遍使用的缺氧分类。1881 年帕舒京对不同方向重力对血液循环流体静力学影响进行了广泛的研究。其研究了动物由水平位到垂直位的血液循环改变，并进行了在径向加速度作用下弹力管与非弹力管内的液体运动规律的一系列实验研究，这些研究为评估径向加速度对血液系统的影响奠定了基础。

　　明茨·索罗曼·叶非莫维奇（1888—1925）：前苏联生理学家、航空医生。1913 年毕业于莫斯科大学医学系，1914 ～ 1919 年任军医。1920 年参与编制了首部《飞行员事故统计图》，并下发所有飞行部队。前苏联空军总部依据此项提案建立了相应的实验室，并成立了专门委员会研究飞行安全问题。1923 年 4 月 17 日，明茨向空军军事科学委员会递交报告，强调空军应重视飞行学院中的心理学研究工作，促使绝大多数飞行学院都建立了心理技术实验室，并在飞行员选拔中引入了心理技术方法，成为将生理心理学研究应用于飞行人员选拔的第一人。1923 年提出建立飞行员检查的专门医学委员会；1924 年翻译了一篇重要文献"确定飞行能力的心理学测试"，极大地推动了前苏联飞行员的航空医学选拔工作；1924 年在明茨的影响下，几乎所有的飞行学校都建立了生理及心理实验室，空军总部还建立了心理生理中心实验室；1921 年由明茨领导建立了前苏联第一个航空医学的研究机构——航空医学实验室；1931 年该实验室改为工农红军科研实验卫生研究所航空分部，后于 1935 年改为巴甫洛夫航空医学研究所。

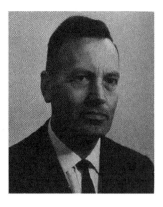

　　保罗·菲茨（Paul M.Fitts, 1912—1965）：美国密歇根大学心理学家、航空人机工效专家、菲茨定律创立者，1957 ～ 1958 年任美国心理学会应用实验和工程心理学部主席，1962 ～ 1963 年任人的因素和工效协会主席。美国心理学会专门为其突出的成就设立了"保罗·菲茨奖"。1954 年任美国空军人类工程学部门主任，对人员操作过程中的运动特征、运动时间、运动范围和运动准确性进行了研究，提出了著名的"Fitts 定律"，成为人机工效设计的基本原则。菲茨第一个提出了飞机驾驶舱仪表设计的基本 T 型经典布局，将人的因素原理应用于驾舱界面，使座舱仪表数量显著减少，提升了座舱人机工效。

（叶佳波　曹　婧　编写）

参考文献

[1] 张 舒，苏洪余．航空航天医学全书 航空航天医学史 [M].西安：第四军医大学出版社，2013.

[2] 卢志平．中华医学百科全书 航空医学 [M].北京：中国协和医科大学出版社,2021.

[3] 张立藩，陈信．中国医学百科全书 航空航天医学 [M].上海：上海科学技术出版社，1985.

[4] 李银喜，岑跃．简述航空航天医学的发展和未来研究重点 [J].西南国防医药,2011,9:1037-1038.

[5] 王颉．空军航空医学研究的回顾与展望[J].空军医学杂志,2012,1:54.

[6] 卢志平，丁立，王颉，等．军事航空医学发展现状与发展设想[J].解放军医学杂志,2010,4:351-354.

[7] 刘桂昌，陆惠良．军事航空医学发展趋势与面临的任务 [J].中华航空医学杂志,1996,2:69-71.

[8] 朱增强，樊树桐，谢兆云，等．国外航空医学发展动向 [J].中华航空医学杂志 , 1990,1:53-56.

[9] 顾永芬，史超礼．世界航空发展史 [M].郑州：河南科学技术出版社,1998.

[10] 韩学平，刘宝钢．航空卫生保障专用装备 [M].北京：蓝天出版社,2017.

[11] 张 凌，陈玲．航空医学信息检索与利用 [M].北京：中国科学文化音像出版社,2011.

[12] 李红梅．医学信息检索与利用 [M].北京：科学出版社,2022.

[13] 周金元，刘竟．医学信息检索 [M].北京：清华大学出版社,2020.

[14] 代涛．医学信息检索与利用 [M].北京：人民卫生出版社,2010.

[15] 崔雷，刘树春，沈秀丽．因特网上生物医学信息检索指南 [M].北京：科学出版社,2002.

[16] 陈红勤，梁平，杨慕莲．医学信息检索与利用 [M].武汉：华中科技大学出版社 . 2014.

[17] 黄晓鹏．医学信息检索与利用 (案例版 第 2 版)[M].北京：科学出版社,2021.

[18] 朱江岭．国内外专利信息检索与利用 [M].北京：海洋出版社,2016.

[19] 李勇文．医学文献查询与利用 [M].成都：四川大学出版社,2017.

[20] 刘 延，张凌，张向阳，等．航空医学信息资源的有效利用 [J].中华航空航天医学杂志,2010,1:72-79.

[21] 于 丽，钟方虎，贺青．因特网上国内外航空航天医学信息资源的利用 [J].医学信息学杂志 , 2010, 5:458-460.

[22] 张 凌，刘 延，孙玮．军事航空医学信息资源的检索与利用 [J].空军医学杂志 ,2016,6:93-96.

[23] 张向阳，杜思铭，王佳，等．对军事航空医学文献检索的探讨 [J].空军医学杂志 ,2019,6:527-530.

[24] 刘 延，刘珺．航空医学信息源的多途径整合及利用 [J].医学信息学杂志 ,2010,3:63-66.

[25] 张汝果．科技工作者学习的典范 [J].航天医学与医学工程 .1991,2(4):157.

[26] 黄力子．五十年前的第一课 —— 忆已故航天航空生理学奠基者、中国科学院院士蔡翘先生 [J].科学中国人 .2003,11:28-30.

[27] 张立藩．千秋风范照后人 —— 纪念蔡翘教授诞辰 100 周年 [J].中华航空航天医学杂志 .1997,4(8):196.

[28] 孙明照，刘保钢．空军航空医学研究所俞梦孙院士荣获何梁何利基金科学与技术进步奖 [J].航空军医 .2002,6(30):242.

[29] 方皓．不显声色自远大 —— 中国工程院院士俞梦孙访谈录 [J].中国医疗前沿 .2006,2:71-73.

[30] 朱亮．中国航空生物工程创始人之一 —— 记空军医学研究所高级工程师俞梦孙 [J].科学中国人 .1997,4:61-62.

[31] 申进科，杨振，黎璇．仰望 "英雄院士" 的精神高地 [J].解放军报 .2012,7.31:9.

[32] 申进科, 李晓龙, 李斌琦. 俞梦孙: 军事航空医学泰斗 [J]. 中国国防报 .2012,7.17:9.

[33] 陈祖荣. 航空心理学问题 [J]. 人民军医 .1963,2:23-26.

[34] 顾景范. 学习关桂梧教授对我国营养事业的无私奉献精神 [J]. 营养学报 .2010,5(32):421.

[35] 杨扬. 老骥伏枥 —— 记我军著名卫生勤务学专家吴之理教授 [J]. 中华航空医学杂志 . 1995, 4(6): 246.

[36] 卫生勤务学专家吴之理 [J]. 军事医学 .2011,35(1).

[37] 肖华军, 张玉明, 贺登焰. 军事航空医学应用生理研究与发展 [J]. 空军医学杂志 .2011,3(27):48-53.

[38] 郭国明. 无悔的追求 —— 记第四军医大学张立藩教授 [J]. 中华航空医学杂志 .1994,4(5):246.

[39] 廖德三. 高空缺氧与加压供氧 [J]. 人民军医 .1963,1:36-39.

[40] 于立身. 飞行中空间定向障碍研究现状和未来 [J]. 中华航空医学杂志 .1994,1:5-9.

[41] 李建成. 为了心中的爱——记空军航空医学研究所于立身 [J]. 中华航空医学杂志 .1994,1:65.

[42] 国洪章. 新时期航空医学发展与空军卫生勤务建设的几个问题 [J]. 航空军医 .2001,1(29):4-6.

[43] William Rostène Paul Bert :homme de science,homme politique.Journal[J]. De LaSociéTé De Biologie 2006,3:245-250.

[44] Marotte H.The exposure of man to altitude when flying:from Paul Bert to today[J]. Gesnerus. 1993, 1-2(50):79-95.

[45] Rudolph G.In memory of Paul Bert(1833-1886)and the development of high altitude physiology in Switzerland[J]. International Journal of Sports Medicine.1992,1(13):1-5.

[46] 王向东. 侵越美军的疾病减员 [J]. 人民军医 .1980,9:21-23.

[47] Craig S C.The life of Brigadier General Theodore C.Lyster[J]. Aviation,Space,and Environmental Medicine.1994,11(65):1047-1053.

[48] Berry F W.The USAF aerospace medicine program[J]. Journal of the National Medical Association. 1972,1(64):48-51.

[49] Hubertus Strughold.GENERAL REVIEW[J]. Publications of the Astronomical Society of the Pacific.1958,412(70):43-43.

[50] Campbell M R, Mohler S R, Harsch VA, et al. Hubertus Strughold: the "Father of Space Medicine"[J]. Aviat Space Environ Med. 2007 Jul;78(7):716-719.

[51] Falkenheimer Sharon A.Hubertus Strughold Award.Earl H.Wood,M.D.,Ph.D[J]. Aviation Space and Environmental Medicine.2002,9(73):948-949.

[52] Falkenheimer Sharon A. Hubertus Strughold:Life and Work in the Fields of Space Medicine[J]. Aviation Space and Environmental Medicine.2014,4(85):482-483.

[53] 应幼梅. 伟大的俄罗斯生理学家伊凡·米哈伊洛维奇·谢切诺夫 (1829—1905)[J]. 科学通报 . 1954, 8: 70-71.

[54] J.A.Leonard.PAUL M.FITTS[J].British Journal of Mathematical and Statistical Psychology. 1965, 2(18): 256-256.

[55] Paul M.Fitts1912–1965[J].IEEE Transactions on Systems,Man,and Cybernetics:Systems1965,1(6):2-2.